ナースが書いた

看護に活かせる心電図ノート

鈴木まどか

照林社

はじめに

　私の本を手にとっていただき、ありがとうございます。
　この本は、「看護師がまるまる1冊書いた」心電図の看護書です。11年間の臨床経験のなかで、心電図をどのように勉強し、看護に活用してきたかを書きました。

　心電図を「看護」に活かせる看護師が増えたらいいなと思ったことが、今回の執筆のきっかけでした。心電図は、本当に難しく、苦手意識の強いものです。ですが、私たちの体で最も重要な「心臓」に起こっていることを教えてくれる「大事な情報」です。理解できれば、とても心強いと思います。

　私自身、心電図を完璧にマスターしているわけではありません。波形からいろいろな可能性をアセスメントしているだけです。私たちは「看護師」ですから、診断することよりも、患者さんを「手」と「目」で「護る」ことのほうが大事です。波形から患者さんの状態をアセスメントし、ポイントをおさえて看護介入していくことが私たちの仕事だと思っています。

　この本は、波形と心臓の動きがつながるよう、基礎医学の学習から始まっています。そして、不整脈の概要、看護展開という形になっています。基礎医学が難しかったら、看護に関する「その4」から読んでみてください。そこだけでも、臨床に十分役立つように書いてあります。読みやすそう、と思った部分から気楽に読んでいただきたいです。

　私は新人のころ、同期3人で「3バカトリオ」といわれるような看護師でした。業務上、心電図を読めなければいけない立場でしたが、どう勉強したらいいかわからず、たくさん悩みました。ある本に出会って勉強が楽しくなり、波形を見て考えているうちに、なんとなく読めるようになりました。そして、興味をもって読むようになると、苦手だった心電図波形を見ることが、面白いと思えてきたのです。
　この本がみなさんにとって、心電図に興味をもつきっかけになればうれしいです。

2015年10月

鈴木まどか

推薦のことば

　この本は、一人のナースが自身の学んだ知識や、現場で得た経験をもとに、自らまとめた心電図の解説書です。おそらく、このような教本は他に類をみないものと思います。

　私自身も長くナースの方々に対する心電図教育を行っていますが、心電図という現象に興味を抱いていただくためには、波形を見て覚える方法では、うまくいかないものと確信しています。
　心電図という得体のしれない代物を、波形だけを見て覚えたとしても、実際に見た波形が何であったのか正しく説明できず、当然、説明を受けた側も十分に理解できないまま終わってしまいます。また、多くの波形を覚えて意味を理解しようとしても、実際には同じような波形は登場せず、違った波形が次々とあらわれ、結局のところ何のことかわからず、そこで挫折してしまうことになります。

　ナースの方々にとって、ともかく厄介なのがこの心電図なのですが、なぜ、わかりにくいのかといいますと、ナースの方々が心臓という臓器の仕組みを正しく教わっていないからです。一般の心電図参考書を読んでみても、波形の特徴ばかりの説明で、心臓自身の仕事と絡めて解説する本が少ないことが原因の1つと考えています。
　例えば、これは私の教育経験での話ですが、心電図のR波という波は心臓の収縮で生まれると勘違いしているナースの方々が大勢おられます。そう思っていると、心電図と血圧の関係がわからなくなってしまい、症状や、他のバイタルとの関連も間違ってとらえてしまいます。

　そこで、鈴木まどかさんが書いたこの本は、心臓という臓器が基本的に何をしているのかという観点に立って話が成り立っています。つまり、波形をいきなり見て覚えさせる従来からある他書と違って、ちょっと難しい言葉でいいますと「心臓生理学に基づいた心電図解説書」となっています。そこをつかむことで、心電図変化が起こったときの血圧変化の意味や症状、バイタルとの関連が理解できます。
　さらに、心臓という臓器の仕事と心電図を関連づけて理解すると、波形変化を見つけた場合、何をすればよいのかという点について、正しく根拠をもった判断が立てられます。

　日々、診療現場で遭遇する心電図という困った相手に対して、ぜひ、この本を読むことで、もっと、しっかりと波形を眺めてみよう、もっと多くの症例について学んでみようという気持ちが、溢れ出てくること間違いないものと確信しています。

2015年10月

心臓病看護教育研究会
代表　市田　聡

CONTENTS

イントロダクション　心電図と仲良くなろう …… vi
著者紹介 …… x

● その1　心電図を読むための基礎医学を身につけよう …… 1
01. 心電図ってなんだろう？ …… 2
02. 刺激伝導系ってなんだろう？ …… 5

● その2　心周期をマスターしよう …… 9
01. 心周期＝心臓の収縮・弛緩の繰り返し …… 10
02. 心臓の動きと心電図を重ねてみよう …… 17

● その3　心電図と心臓の動きを考えてみよう …… 19
01. 心電図のそれぞれの波は、何を表しているの？ …… 20
02. 洞調律（SR＝サイナスリズム）と心臓の動き …… 22
03. 上室性期外収縮（SVPC）と心臓の動き …… 26
04. 心室性期外収縮（PVC）と心臓の動き …… 32
05. 発作性上室性頻拍（PSVT）と心臓の動き …… 38
06. 心房細動（AF）と心臓の動き …… 45
07. 心室頻拍（VT）と心臓の動き …… 48
08. 心室細動（VF）と心臓の動き …… 52
09. 洞不全症候群（SSS）と心臓の動き …… 54
10. 房室ブロック（A-V block、AVB）と心臓の動き …… 58

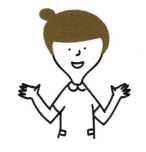
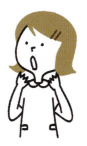

● その4　ベッドサイドで看護師は何をするの? ……… 63
- **01.** 致死性不整脈を発見! どう動く? ……… 64
- **02.** その他の不整脈別 ベッドサイドでの観察と対応ポイント ……… 68
- **03.** ドクターコール時は、何を報告すればいいの? ……… 81
- **04.** 医師がよく言う、「また何かあったら報告して」の「何か」とは? ……… 83

● その5　もうワンステップ登ってみよう ……… 85
- **01.** 電解質異常と心電図の関係 ……… 86
- **02.** 医原性不整脈 ……… 89

● その6　心電図の略語をしっかり覚えよう ……… 93
- **01.** 略語は元の意味から覚えよう ……… 94
- **02.** 心電図の略語を意味からおさえよう ……… 96
- **03.** 知っておくと便利な不整脈の略語 ……… 99

索引 …… 104

- 本書で紹介している治療・ケア方法などは、執筆者が臨床例をもとに展開しています。実践により得られた方法を普遍化すべく努力しておりますが、万一本書の記載内容によって不測の事故等が起こった場合、著者、出版社はその責を負いかねますことをご了承ください。
- 本書に記載している薬剤等の選択・使用方法については、出版時最新のものです。薬剤等の使用にあたっては、個々の添付文書を参照し、適応・用量等は常にご確認ください。

装丁:熊アート　本文デザイン・DTP・イラスト:熊アート

イントロダクション

心電図と仲良くなろう

🤔 なぜ、看護師は心電図が苦手なの？

　そもそも、なぜ、心電図が苦手な看護師が多いのでしょうか。答えは簡単です。きちんと教わったことがないからです。

　心電図を読むためには、解剖学、生理学といった「基礎医学」を理解しておく必要があります。しかし、看護教育の中で、「基礎医学」の部分は、たった数時間組み込まれるだけです。

　また、最近は心電図読破のための書籍がたくさん出ていますが、「読んでもわからない！」という声をよく聞きます。当然だと思います。

　現行の心電図読破の書籍を書いているのは、ほとんどが医師です。医師と看護師とでは、基礎教育の内容が違います。私は、看護師が、医師の書いた心電図読破の書籍を完全に理解するのは難しいと思っています。

　循環器を専門としていない医師から、「心電図を教えて！」といわれることがよくあるのです。基礎医学をしっかり学んできたはずの医師でさえ、心電図を難しいと感じるのですから、看護師が理解できないのはおかしいことではありません。看護師が受けてきた基礎教育のレベルを理解した解説でないと、難しすぎて、本筋を読み解く前にあきらめてしまいます。

　私自身、つまづいた経験をもつ1人です。心電図がわからないのは、自分の努力や理解力が足りないのだと思っていました。しかし、心電図読破のための書籍を10冊以上買って気づいたのは、圧倒的に足りていなかったのは「基礎医学（特に、生理学）」の知識だということでした。

また、看護の視点が入っていない書籍も多いと思います。==看護師の仕事は、心電図を読むことではありません。患者さんを「看る」ことです。==心電図をどう看護に活かすのか、ここがわからないと、心電図を理解しようという気になれないと思います。

🍊 看護師は心電図がわからなくてもよい？

心電図は、循環器に特化しているようで、じつは全科の患者さんを観察するのに必要な検査です。しかし、きちんと読み、理解して看護に活かせる看護師は、本当にまれな存在です。なぜでしょう。それは、「みんな読めないし、読めなくても何とかなる」という風潮があるからではないでしょうか。危ないものはアラームが教えてくれる、わからなければドクターコールすればよい、という風潮があるように感じます。本当にそうでしょうか。

答えはNOです！

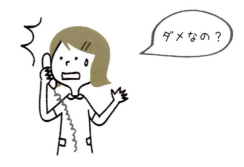

実際に、臨床でモニター心電図のアラームが鳴るのは、圧倒的にノイズや電極外れが多いです。そのため、アラームに慣れてしまい、アラームが鳴ってもナースステーションには戻らない看護師が圧倒的多数ではないでしょうか。

「なんか鳴っているけれど、大丈夫そう……」と、きちんと観察していない光景と、その認識の甘さによって起こったリスクをたくさん目の当たりにしてきました。その一方で、心電図を見ていたからこそ命を救えた場面もたくさん見てきました。

1つ事例を紹介します。

心電図を苦手としていた、一般病棟の看護師の夜勤中のことです。

脳梗塞で、緊急入院になった患者さんがいました。症状が軽く、点滴だけの治療でしたが、病棟の一番奥の個室希望だったため、モニターを装着することになりました。深夜帯に入り、ラウンド中に頻繁にモニターが鳴っていました。

かけつけると、画面にPVC（心室性期外収縮）と出ていました。「なんとなく変な波形だ」と思い、バイタルサインを測ってみましたが、異常はありません。しかし、波形に違和感を覚え、持っていた心電図の書籍を開くと、「R on T型」に似ています。

「これは危険！！」と思い、ベッドサイドを離れず、ドクターコールをしました。医師が到着し心電図を見ると、やはりR on T型のPVCでした。指示に従い予防的にDCパッドを装着した直後に、VF（心室細動）に移行しました。しかし、医師もその場にいて、パッドも装着していたので、すぐに除細動をすることができました。

この患者さんの波形は、PVCの中で一番危険なタイプのものでしたが、心電図から患者さんに何が起ころうとしているのか考えて早期に対応したため、迅速に最良の対応をすることができたのです。

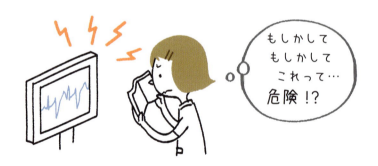

患者さんは早急に循環器科に紹介され、緊急でCCUに搬送、無事にICD（植込み型除細動器）を装着され、退院することができました。

心電図は本当に難しいので、すべてをわかろうとしても無理だと思っています。ですが、きちんと向き合うことで、患者さんの状態やこれから起こりうることをとらえやすくなり、急変時の対応がスムーズにできるだけでなく、命を救うこともできます。きちんと看ていたから患者さんを救えた、という看護師として最高の醍醐味を、心電図をきちんと見ようとすることで経験できるのです。

心電図を読むためにはどうすればいいの？

いきなり心電図を理解しようとせず、「基礎医学」から学びはじめればいいのです。心臓の基本的な解剖、刺激伝導系、血液の流れる様子を、段階を踏んで、ゆっくり覚えて、最後に心電図と結びつけるのです。

最初は本当にシンプルに、簡単に覚えればいいのです。

解剖は、四つの部屋と、それにくっついている血管と弁、刺激伝導系は、学校のテストや国家試験で出るレベルの、「洞結節→房室結節→ヒス束→右・左脚→プルキンエ線維」でいいのです。

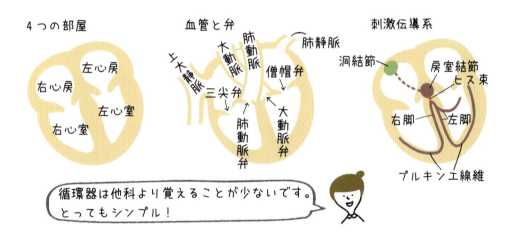

循環器は他科より覚えることが少ないです。とってもシンプル！

これらの図を思い描けるようにして、血液の流れる様子をイメージしてみましょう。

私たちは看護師です。診断、治療をするわけではありません。心電図から、「心臓から全身へ血液がどのように送られているか」を予測し、看護を展開できることが重要なのです。

看護師の主たる仕事に、「観察」があります。観察をするためには、何の不整脈かを診断するよりも、波形が変わった際に、患者さんの心臓はどのように動いていて、それが血圧などの循環動態にどのように影響してくるのかをアセスメントすることが大切だと私は考えています。

ここから先は、「心電図を読む」＝「患者さんの状態を読む」という考え方をもって、読んでいただければと思います。

著者 鈴木 まどか Madoka Suzuki

OL時代に緊急手術を経験後、看護師になることを決意。
2001年、22歳で看護学校へ入学。

2004年3月	国立西埼玉中央病院附属看護専門学校卒業
2004年4月	順天堂大学医学部附属順天堂医院入職、循環器内科外来配属

入職直後、発作性上室性頻拍の薬物治療に立ち会い、不整脈出現時の看護に強く興味をもつ。臨床で波形を見て、書籍で振り返るという勉強法を2か月間繰り返し、ひととおりの不整脈を学ぶ。電気生理班の医師に、「この波形は何？」と日々鍛えられる。

2004年12月	同院形成外科・脳神経外科・消化器外科内科等混合病棟配属

先輩の「心電図が読めない」という言葉に衝撃を受け、一般病棟で心電図を活用する方法を考案。不整脈の患者、ペースメーカーやICD植込みの患者が入床するようになったことをきっかけに、学習会を企画。基礎知識編・不整脈編・ペースメーカー編を開催する。

2006年4月	同院ICU・CCU配属

自身の知識が乏しいことを痛感し、心電図セミナーに頻繁に参加する。基礎医学の習得が不足していることに気づき、解剖生理学を再度学習する。

2009年7月	JA新潟厚生連上越総合病院入職、内科・循環器科外来配属

学生の健診から急性冠症候群での緊急入院まで、幅広い循環器疾患患者の対応を学ぶ。ヘッドアップティルト試験を経験し、神経と心臓の関係について学習を深める。

2009年12月	同院救急外来、心臓カテーテル検査室兼務

ペースメーカー植込み術・カテーテルアブレーションを経験。電気生理学の難しさを再認識し、マニアックな循環生理学に目覚める。

2011年2月	イムス葛飾ハートセンター入職、ICU配属

データの変動と心電図の変化を再度学習。このころより症例を分析する学習を開始。

2013年4月	世田谷神経内科病院入職

初の慢性期を経験。全患者モニター管理下のため、心電図について熱く語る日々を送る。

2017年5月	碑文谷病院入職

「"波形"ではなく、"血行動態"が変わることが問題！」をモットーに、「ベッドサイドへ行って患者さんを看ること」をスタッフに伝えるべく、日々現場に立っていた。

2020年11月	順天堂大学循環器内科学講座入職

不整脈チームのサポートとして心臓デバイス（ペースメーカー、ICD、CRT、WCD）の遠隔モニタリングシステムに従事。駆け出しデバイスナースとして日々奮闘中。

編集協力　市田　聡　心臓病看護教育研究会代表。医学博士。

その1

心電図を読むための基礎医学を身につけよう

 心電図を理解するためには、
心臓の基本的な解剖生理学の知識を
身につけることが大事です。
ここでは、心電図を理解するために必要な、
「基本の基本」を学びましょう。
一見、遠回りしているように感じますが、
ここをおさえておくと、
波形の成り立ちがわかり、
結果として心電図をマスターする
近道になるのです。

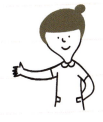

> その1　心電図を読むための基礎医学を身につけよう

01. 心電図ってなんだろう？

そもそも、心電図とはなんなのでしょうか。

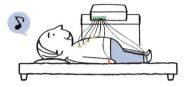

「心臓の電気活動を、体表面から記録したもの」

教科書的にいうと、こんな感じでしょうか。「電気活動」がわかりづらいですね。補足すると、

「洞結節（洞房結節）から出てきた刺激が、刺激伝導系（いわゆる"電線"）にどう伝わり、どのように力を出して、心臓の各部分を動かそうとしているかを、体の表面から拾って図にしたもの。」

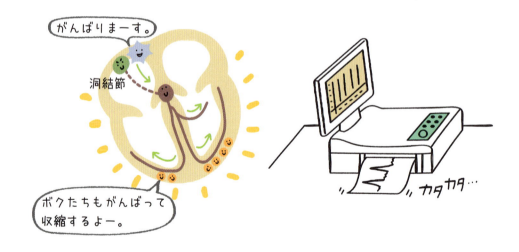

ちょっと長いですが、こんな感じでしょうか。

洞結節から出た「刺激」によって、心筋細胞が「興奮（もっているエネルギーを放出）」し、「収縮（筋肉を縮めて血液を送出）」を起こして血液を送ろうとします。
　まだ難しいですね。まずは「刺激」「興奮」「収縮」の関係を整理しましょう。

❶ **刺激** 洞結節などから出た、「電気を帯びた信号」

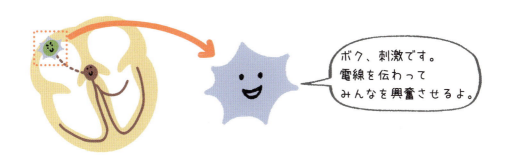

❷ **興奮** 「刺激」が伝わることで、心筋細胞が、自分たちのもっている「エネルギーを出す」

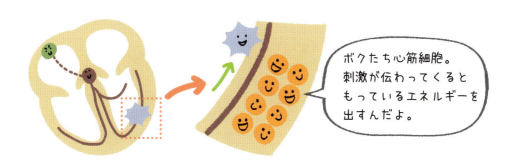

❸ **収縮** 心筋細胞が「興奮する」ことでもたらされる「筋肉の運動」

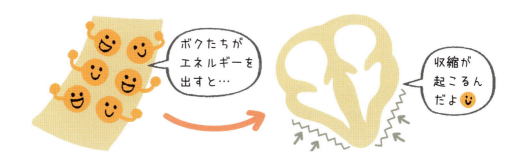

もともと、心臓の筋肉細胞である心筋細胞は、1つ1つがエネルギーをもっていて、収縮という大仕事をするための能力を備えています。

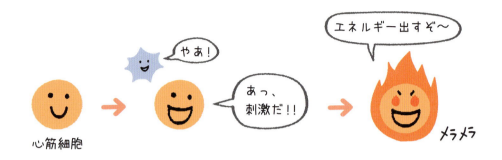

「刺激」は、刺激伝導系を伝わり、各部位の心筋細胞がもっているエネルギーをいっせいに出させる役割があります。このエネルギーの放出を「興奮」といい、心筋細胞が出したエネルギーによって、「収縮」という、心臓が血液を送り出すのに一番重要な仕事がなされます。

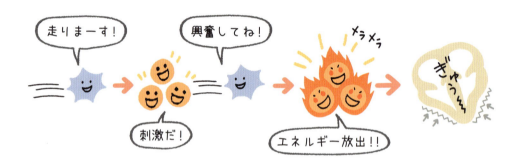

ちょっとレベルアップ！

心電図は「心筋細胞の興奮」を表していますが、「興奮」が起こっても、「収縮」が起こらない場合があります。心不全などで心筋に元気がない、もしくは、前の収縮から次に収縮できる状態に戻っていないと、心筋細胞がいくら「興奮」しても、心筋が動けないので、「収縮」できないのです。p.49に出てくる、pulseless VT（パルスレスブイティー）などで見られる現象です。「モニター波形が出ている」ことと、実際に「収縮して血液を送り出せている」ことは別なのです。頭の片隅に覚えておくと、さらに理解が深まります。

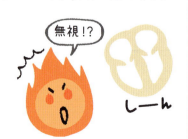

その1　心電図を読むための基礎医学を身につけよう

02. 刺激伝導系ってなんだろう？

　刺激伝導系とは、簡単にいえば、「電線のようなもの」です。心臓の細胞を動かすための電気の通り道です。詳しく見る前に、2つ、覚えることがあります。

　1つ目は、心臓の解剖です。4つの部屋と、それを分けている壁だけ覚えましょう。

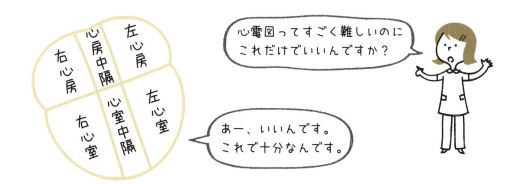

　これをいつでも頭の中に描けるようにします。できれば、自分で描いてみましょう。シンプルなので、一度描けば覚えられます。最初はこれでいいのです。私は、臨床で心電図を教える際、この図を描いています。

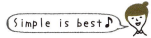

　2つ目は、刺激伝導系の成り立ちです。

洞結節（洞房結節） → 房室結節 → ヒス束 → 右脚・左脚 → プルキンエ線維

という名称と順番をシンプルな図で覚えて、いつでも電線（刺激伝導系）の通った心臓がイメージできるようにしましょう。

　ちなみに、刺激伝導系は電線のように1本の線が通っているわけではありません。「刺激を上手に伝える、特殊な心筋細胞で構成された通り道」ですが、「電線」と思っているとわかりやすいです。

　先程の絵に、電線を描いてみます。

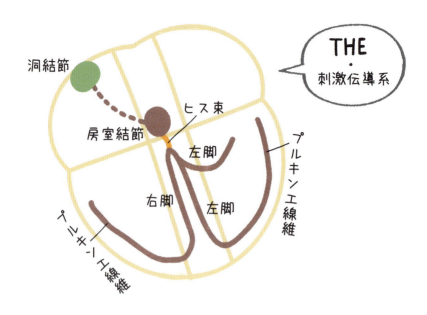

このイメージが頭に入ったら、1つずつ説明していきますね。

洞結節（どうけっせつ）

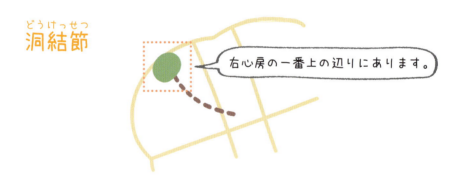

右心房の一番上の辺りにあります。

　洞結節はとても優秀です。ヒトの筋肉細胞は、ほとんどが脳から司令を受けて動きますが、心臓は、自分で司令を出しています。これを、「**自動能（自動性）**」といい、心臓の各部分の筋細胞がほぼもっています。誰の支配も受けず、自分で動くための刺激をつくることができ、さらに同じ力をもっている心臓の各部分を支配しているのですから、すごい才能ですね。

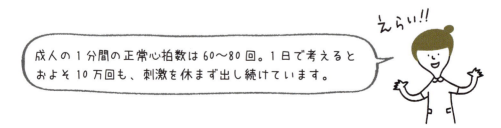

成人の1分間の正常心拍数は60〜80回。1日で考えるとおよそ10万回も、刺激を休まず出し続けています。

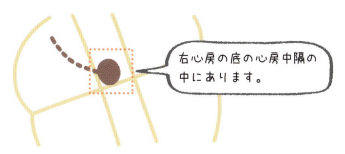

　読んで字のごとく、心「房」と心「室」をつなぐところです。心房から心室へ刺激を伝える橋渡しをしますが、房室結節もやり手です。洞結節が出した刺激をただ伝えるのではなく、心房と心室が連動して収縮できるよう、==いいタイミングで==伝えてくれます。

　ちなみに、房室結節も、刺激をつくることができます。しかし、上にある洞結節が刺激をつくって下に伝えたほうが効率のよい収縮ができるので、普段はおとなしくしています。洞結節が刺激をつくれなくなると、下に刺激が伝わらなくなり、興奮も収縮も起こらず、血液を送ることができなくなります。それでは困るので、代わりに50回／分程度の刺激をつくり、自分より下の電線に伝え、興奮・収縮させようとします。

これが「自動能」です。

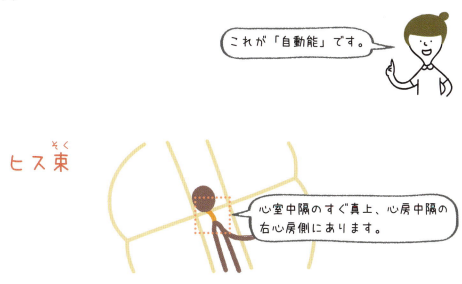

　特に目立った特徴もなく、ひたすら刺激を下に伝えます。

右脚・左脚とプルキンエ線維

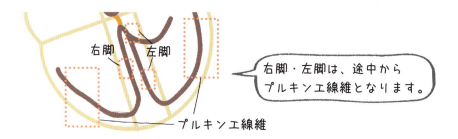

右脚から続いているプルキンエ線維は右心室を、左脚から続いているプルキンエ線維は左心室を興奮させるはたらきをします。この2つは、非常に伝導が早いという特徴をもっています。

なぜかというと、心房に比べ、心室の筋肉は厚みがあります。心室を、素早くいっせいに興奮・収縮させるためには、猛スピードで刺激を伝える必要があります。早い刺激で、心室全体を一気に収縮させることが大事なのです。

さらに左心室は、全身に血液を送るため、右心室の3倍の筋肉の厚みがあります。また左心室を素早く収縮させるため、左脚は2本あり、前後に分かれています。

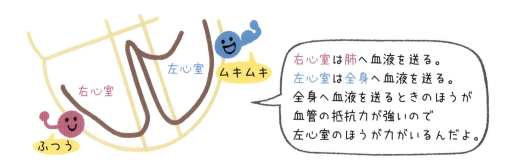

心室も、刺激を出す能力をもっています。房室結節と同じく、普段はおとなしくしていて、上から流れてくる刺激で興奮します。刺激が伝わってこない場合にがんばって刺激を出すのですが、30〜40回／分と、洞結節の半分程度になります。これも「自動能」です。

その2

心周期を
マスターしよう

「心周期」。仰々しい単語ですが、
心臓の一連の動きにすぎません。
頭の中に心臓の動きをイメージし、
心電図とリンクさせてみましょう。
心周期が理解できると、異常波形が出た場合、
心臓が血液を送り出す作業の、
どの部分に影響が出ているかが
わかるようになります。

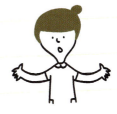

01. 心周期
＝心臓の収縮・弛緩の繰り返し

全身に血液を送るために重要なのは、心臓のポンプ機能です。心臓は、ポンプのように、拡がって血液を蓄える、縮んで送る、を繰り返しています。専門的にいうと、「収縮」と、「弛緩」によって担われています。

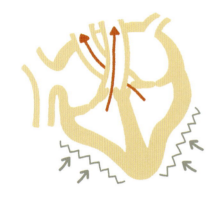

〈収縮〉
ぎゅ〜っと縮んで血液を送る。

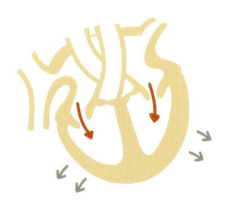

〈弛緩〉
拡がって、血液を蓄える。

　心房・心室は、もっているエネルギーをいっせいに出して「収縮」します。次の収縮をするためには、休憩して充電しないといけないので、少しの間だら〜んと拡がります。これを「弛緩」といい、このとき、心室は拡張している状態です。弛緩中にエネルギーを充電しつつ、血液をため込みます。

　心臓はこの動きをひたすら繰り返しています。この「心房の収縮から、心室が収縮を終えて弛緩するまで」の一連の流れを、「心周期（心臓周期）」といいます。

心周期は、5段階あります。❶心房収縮期、❷等容収縮期、❸駆出期、❹等容拡張期、❺充満期です。

ひとつずつ解説していきますが、その前に、2つの血管と4つの弁を覚えましょう。

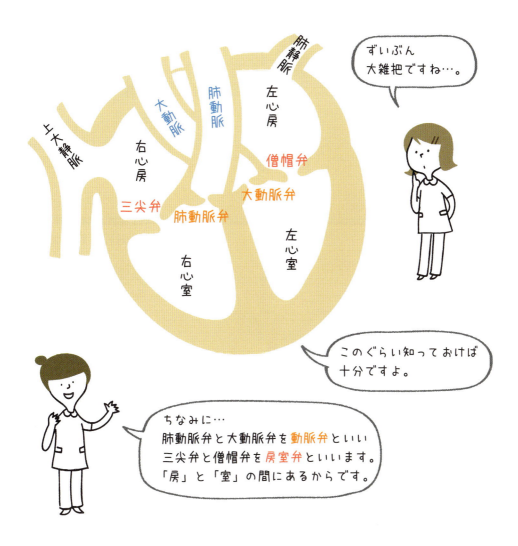

完璧な心臓のイメージができればそれに越したことはないのですが、シンプルでも、きちんと理解していたほうがいいのです。すべてを覚えようとして中途半端になるより、たったこれだけでも、きちんと覚えていれば、心臓の動きを理解できると思います。

では、心周期の詳しい話に入ります。

❶ 心房収縮期

　洞結節から出てきた刺激は、まず、心房全体に伝わっていきます。その刺激によって、心房の心筋細胞が興奮して、収縮を起こし、心室へと血液を送り込みます。

　心室にためられる血液の3/4は、心房収縮が始まる前に、上大静脈・肺静脈から心房を通って、心室に流れ込んでいます。残りの1/4を心房が収縮することで、押し込むように流し込んでいます。この、心房が心室へ血液を送り込む時期を「心房収縮期」といいます。

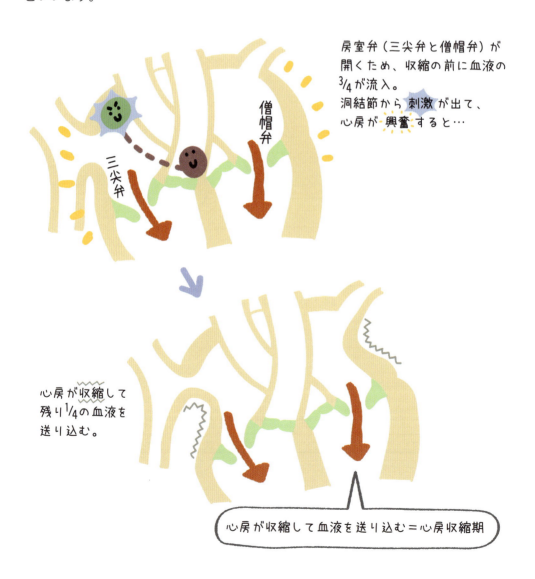

❷ 等容収縮期

　刺激は、心房全体に伝わった後、房室結節、ヒス束、右脚・左脚、プルキンエ線維へと流れていき、心室の心筋細胞を興奮させて、収縮を起こします。

　心室が収縮しはじめると、中の圧は徐々に高くなっていきます。一方、心房は新たな血液を入れるために拡がり、中の圧は低くなっていきます。心室の圧が心房の圧を超えると、房室弁が閉じます。

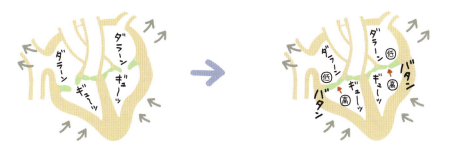

心室の収縮＋心房の拡張で心室内圧のほうが高くなります。

そして弁が閉じます。

　房室弁が閉じた時点では、肺動脈と大動脈の圧のほうが、心室の圧より高いです。心室の圧が動脈の圧を超えるまでは、動脈弁が開かないため血液を送り出せません。房室弁も閉じているので、心房に戻ることもできません。つまり、入口（房室弁）も出口（動脈弁）も塞がっているので、血液が移動できない状態になります。

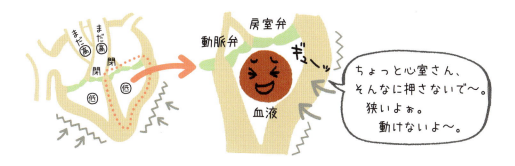

　この時期を「等容収縮期」といいます。収縮しているけれど、中の血液量は同じ、という意味ですね。血液を送り出す力をつくるために、密室になった心室内の圧力をめいっぱい高めている状態です。

〈等容収縮期ってひと言でいうとこんな感じ〉

大動脈圧を超えたら開くよ。

肺動脈圧を超えたら開くよ。

ボクたちは一方弁だから↑側には開けないんだよ。
by 房室弁

めいっぱい圧を高めて血液を送りだす準備をしています。
つぶされる―

❸ 駆出期

　心室がさらに収縮して、心室内の圧が肺動脈圧や大動脈圧を超えると、動脈弁が開いて、血液が送り出されます。<mark>血液を送り出すことを「駆出(くしゅつ)」</mark>というので、この時期を「駆出期」といいます。
　血液が駆出されて内容積が減ると、心室の圧が下がり、動脈圧のほうが高くなるので、動脈弁が閉じられます。

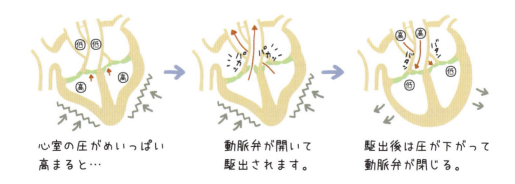

心室の圧がめいっぱい高まると…　→　動脈弁が開いて駆出されます。　→　駆出後は圧が下がって動脈弁が閉じる。

❹ 等容拡張期

　動脈弁が閉じても、心室が拡がりはじめたばかりのころは、心室の圧のほうが心房の圧よりも高いので、まだ房室弁は閉じています。

　すべての弁が閉じているため、等容収縮期と同じく、この間は心室の内容積が変わりません。この時期を「等容拡張期」といいます。「拡張しているけれど血液量は同じ」という意味ですね。

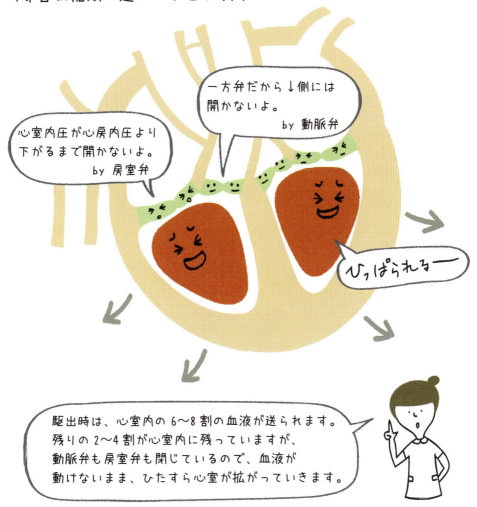

〈等容収縮期の逆バージョン!!〉

❺ 充満期

　等容拡張期の後も、心室は拡張を続けていきます。弁が開くまでは、中の血液量が変わらないため、心室が拡がれば拡がるほど、圧が下がっていきます。

　心室の圧が心房の圧より低くなると、房室弁が開き、心房にたまっていた血液は、「待ってました！」といわんばかりに、大静脈・肺静脈から心房を経由して、急速に心室に流れ込みます。このとき動脈弁はまだ閉じているので、心室より先には血液が流れず、再び心室に血液がたまっていきます。この時期を「充満期」といいます。

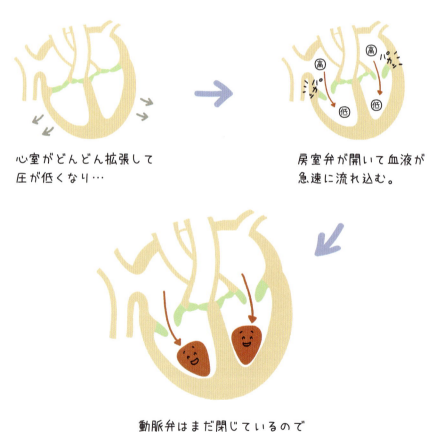

心室がどんどん拡張して圧が低くなり…

房室弁が開いて血液が急速に流れ込む。

動脈弁はまだ閉じているので血液は心室に充満する。

　心臓は、❶心房収縮期から❺充満期までの運動を絶えず繰り返しています。このような周期で心臓はポンプとしての機能を果たしているのです。

02. 心臓の動きと心電図を重ねてみよう

心周期について理解できたら、そこに心電図を重ねてみましょう。

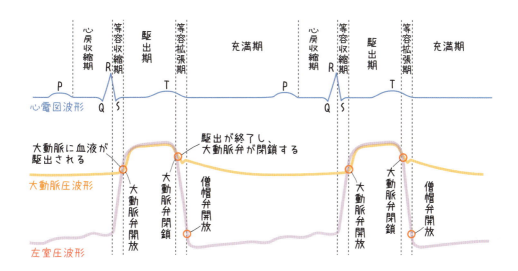

　この図と心電図を完璧にリンクさせて覚えるのは難しいので、簡単に、シンプルに覚えてみましょう。心臓のポンプ作用は、「収縮」と「弛緩（拡張）」によって行われていました。では、この心周期の図で、収縮期はいつになるでしょうか。

　答えは、R波からT波の終わりまでです。

　ここに、何か変化があれば、心臓の「収縮期」にいつもと違う何かが起こっていると予測することができます。

　では、弛緩（拡張期）は、どこになるでしょうか。

　答えは、T波の終わりから、R波の立ち上がりまでです。

　ここに何か変化があれば、心臓の「弛緩（拡張）」にいつもと違うことが起こっているのだな、と考えることができます。

心周期の図を、シンプルに描き直してみましょう。

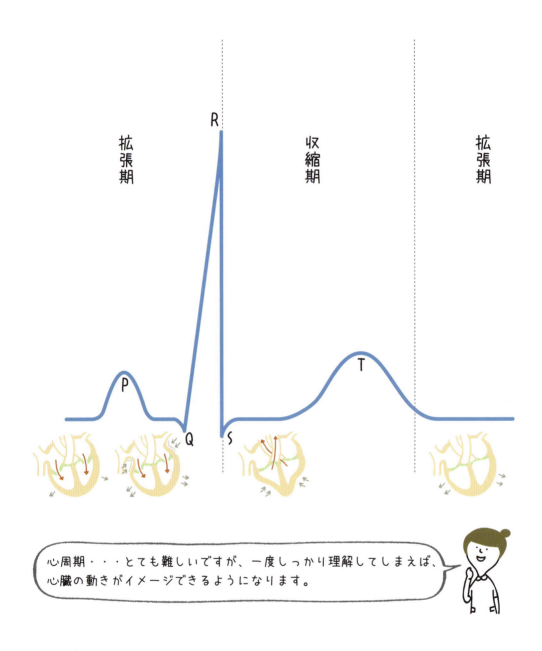

心周期・・・とても難しいですが、一度しっかり理解してしまえば、心臓の動きがイメージできるようになります。

　心周期のどの部分に変化をきたしているのかを理解できれば、患者さんの血行動態を読みやすくなり、看護につなげることができます。

その3

心電図と心臓の動きを考えてみよう

心周期、なんとなく理解できたでしょうか。
いよいよ心電図です。
正常な心電図と代表的な不整脈について、
波形の成り立ちと心臓の動きを
学んでいきましょう。

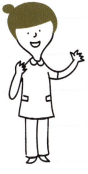

01. 心電図のそれぞれの波は、何を表しているの？

　心電図は、P波、QRS波、T波で成り立っており、すべての波に意味があります。まず、それぞれの波形が何を表しているのかを学びましょう。

P波…心房の興奮

　洞結節から出た刺激は、房室結節へ向かいながら心房の心筋細胞を興奮させます。この、心房の心筋細胞の興奮のエネルギーを表したものがP波です。心房の心筋細胞は、心室と比べて数が少ないので、小さい波になります。

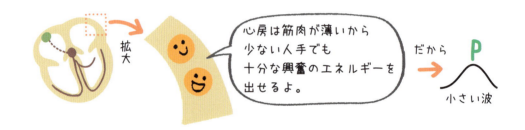

QRS波…心室の興奮

　実際は、Q波、R波、S波に分かれています。Q波は、「P波の後の基線に続いて最初に下を向く波」、R波は、「P波に続く基線の後に上を向く波」、S波は、「R波の後に下向きになる波」です。

　Q波は、ない場合もありますが、基本的にこの３つの波が心室の興奮を表しており、QRS波と呼ばれています。心室の心筋細胞は数が多く、強いエネルギーで一気に興奮するので、QRS波は大きく幅の狭い波になります。

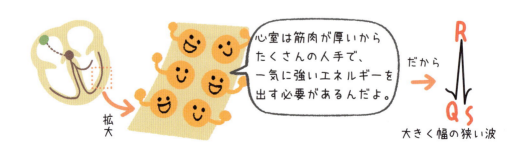

T波…心室の興奮の「回復」

　興奮した心筋細胞は、エネルギーを出し切っているので、次の興奮のために再びエネルギーをためる必要があります。この「充電されているエネルギー」を表したものがT波です。興奮を表すQRS波に比べて、充電を表すT波はゆるやかです。これは、エネルギーを使い果たすのは一瞬ですが、再びためるのは時間がかかるためです。

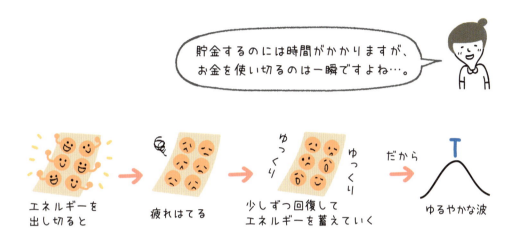

　おや？　「心房の興奮の回復」がないですね。心房は興奮から回復しないのでしょうか。じつは、心房の興奮の回復は、心室の興奮とほぼ同時に起こるので、QRS波に隠れて見えないのです。

　心電図の波形は、大きな波を優先的に描くルールがあります。心房の興奮の回復の波よりも、心室の興奮の波のほうが大きいので、心房の興奮を表す波は描かれず、QRS波が描かれるのです。

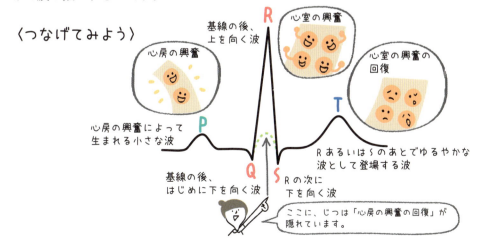

その3　心電図と心臓の動きを考えてみよう

02. 洞調律（SR＝サイナスリズム）と心臓の動き

洞調律…難しい言葉が出てきました。

これは、洞結節からの規則的な刺激で心臓の各部分が興奮している状態です。つまり、正常な心電図ということになります。臨床で、一番見かける心電図波形です。

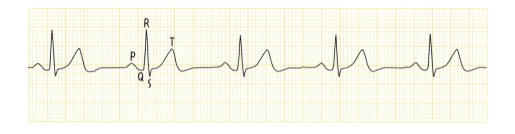

RSR＝regular sinus rhythm
NSR＝normal sinus rhythm
などと表記することも。

洞調律では、洞結節から規則正しい刺激が出て、他の部位も順序よく興奮・収縮しているため、==心周期は乱れず、順調に全身へ血液が送り出されている==と考えられます。

さて、上の正常な心電図を見ながら、心電図のルールをまず1つ覚えましょう。モニター心電図ではⅡ誘導をとることが多いので、この本では、Ⅱ誘導に限定して説明します。

なぜ、P波、QRS波、T波は、全部上向きなのでしょうか。

じつは、心電図には、描かれる際の「法則」があります。

12誘導心電図という言葉を聞いたことがあると思います。心電図の波形は、本来12個あり、Ⅱ誘導は、その中の1つです。12個の波形は、決められた12方向から心臓の興奮をとらえています。まずは、その方向を覚えましょう。

〈12誘導心電図〉

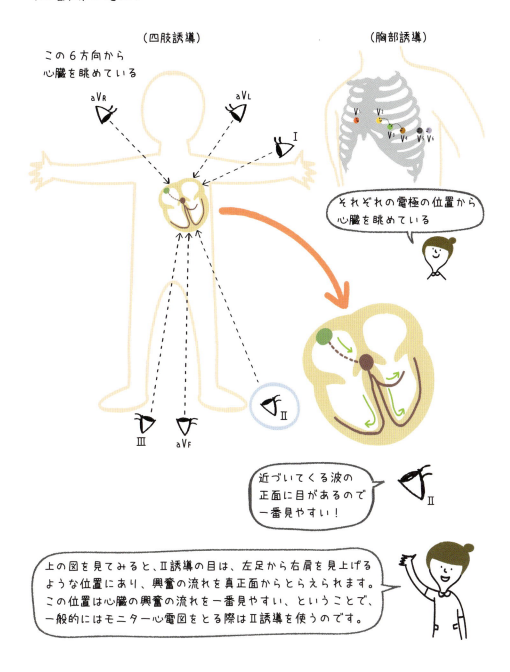

それぞれの電極の位置から心臓を眺めている

近づいてくる波の正面に目があるので一番見やすい！

上の図を見てみると、Ⅱ誘導の目は、左足から右肩を見上げるような位置にあり、興奮の流れを真正面からとらえられます。この位置は心臓の興奮の流れを一番見やすい、ということで、一般的にはモニター心電図をとる際はⅡ誘導を使うのです。

では、Ⅱ誘導から心臓の興奮の流れがどのように見えるかを考えてみましょう。

P波をつくる心房の興奮は、目の位置に近づいてきます。QRS波をつくる心室の興奮も、目の位置に近づいてきます。

T波はどうでしょう。興奮の回復は見えませんが、基本的に興奮と同じ方向で起こるので、QRS波をつくる波と同じように、T波をつくる心室の興奮の回復の波も、目の位置に近づいてくる流れで起こることになります。

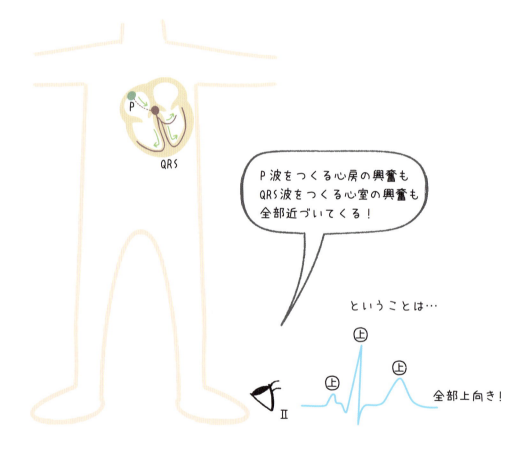

このように、Ⅱ誘導では、すべての波が目の方向に近づいてきます。
 心電図波形には、「目の方向に近づいてくる」波は、「上向き」に描くという法則があるので、Ⅱ誘導ではP波、QRS波、T波すべてが上向きとなります。
 この法則をしっかり頭に入れられると、波形が逆を向いた際に、どのように興奮が起こっているかをつかめるようになり、より一層、収縮がどのように行われ、どのように全身に血液を送り出しているかをイメージしやすくなります。

> **役立つ豆知識**　心電図の横の線（軸）は「時間」を表しています。

心電図の用紙をよく見てみると、1mm幅に線が引かれていて、5mmのところで、太い線でマスになっていますね。1mmの部分は、「0.04秒」、5mmの部分は、「0.2秒」を表しています。

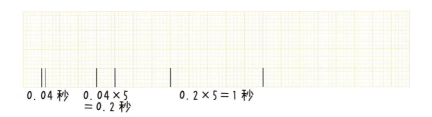

5mm幅のマス5個で1秒になるので、もし、QRS波の間隔が5mmのマス5個分であれば、1秒に1回心室が興奮しているということになり、心拍は、60回／分となります。4マスで75回／分、3マスで100回／分です。

心拍を数えるうえでの簡単な計算式が2つあります。

式1
300÷5mmのマスの数＝心拍数

例　QRS波が、5mmのマス4個に1回見られる
300÷4＝75なので、
心拍数は1分間に75回

式2
1500÷1mmのマスの数＝心拍数

例　QRS波が、1mmのマス20個に1回見られる
1500÷20＝75なので、
心拍数は1分間に75回

慣れてくると、感覚でわかるようになります。ちなみに、横の軸が「時間」を表しているので、<u>波形の幅が狭い場合は「興奮が早く行われている」</u>、幅が<u>広い場合は「興奮に時間がかかっている」</u>ということを表します。

ここまでなんとなく理解できたら、不整脈にトライしますが、「形で覚える」のは意味がないです。なぜなら、心電図波形は、心臓の大きさや位置によって、1人1人形が違います。

また、ノイズや体動などで基線が揺れていることも多く、教科書どおりの波形は出てきません。「ルールを覚えて考える」ほうが読み解く力がつき、心電図を見ることが楽しくなります。

> その3　心電図と心臓の動きを考えてみよう

03. 上室性期外収縮（SVPC エスブイピーシー）と心臓の動き

「上室性…」。上の室？　心房のこと？と、この言葉が出てきた瞬間、混乱してしまいます。「上」の「室」ですから、解剖学的にいうと、「心房」のことです。しかし、厄介なことに、心電図（ここから先は「電気生理学」といいますね）でいうところの「心房」は、イコール「上室」ではないのです。

解剖学的にいうと、心臓は、
「心房」と
「心室」に
分かれています。

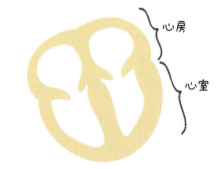

電気生理学的にいう「心房」は、
心房の一番上から房室結節までをいいます。
房室結節から下は、「房室接合部」です。
「心房」＋「房室接合部」で
「上室」といいます。

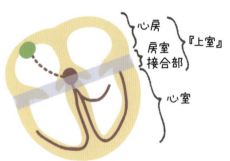

この、「上室」のどこかから刺激が出て、「期外」に「収縮」するのが「上室性期外収縮」です。「期外」とはなんでしょう。

洞結節から規則的な刺激が出ていれば、心電図は正しいリズムで、規則的な波形を描きます。しかし、ほとんどの心筋細胞は、刺激を受けて興奮するだけでなく、自分でも刺激をつくりだして興奮することができます。洞結節以外の場所から、本来洞結節が刺激を出すタイミングより早く出て、それにより本来のタイミングより早く収縮するのが「期外収縮」です。

遅く出るのは「期外」とはいいません。

SVPCは、2つに分けることができます。1つは、よく耳にする「心房性期外収縮（PAC）」、もう1つは「房室接合部性期外収縮（PJC）」です。

❶ 心房性期外収縮（PAC）

　「心房」から、「期外」に「収縮」する刺激が出たことによって起こる不整脈です。心房内の心筋細胞が、洞結節を出し抜いて、洞結節が次に刺激を出すタイミングよりも「早い」タイミングで勝手な刺激を出して興奮すると、その勝手な刺激で心房内の他の心筋細胞が興奮して、収縮をすることになります。

　このため、心房の興奮を表すP波の形が少し変わり、この形の違うP波を、「異所性P波」といいます。洞結節とは「異なる所」から出たという意味ですね。

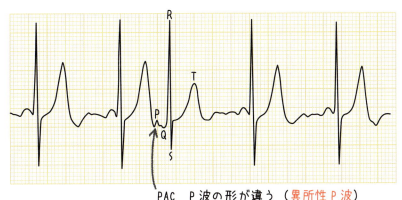

PAC　P波の形が違う（異所性P波）
本来のタイミングより「早く」QRS波が出現

　では、波形の成り立ちを見ていきましょう。
　洞結節以外の心房の部位から刺激が出ているので、興奮の起こり方が変わります。このため、P波の形が変わりますが、Ⅱ誘導の目の位置に刺激は近づいてくるので、上向きになります。
　QRS波はどうでしょう。
　心房内のどこから刺激が出ても、ヒス束以下への刺激伝導は変わらないため、心室内の興奮の起こり方は通常どおりです。ということは、興奮の回復も通常どおりで、QRS波もT波も上向きになります。

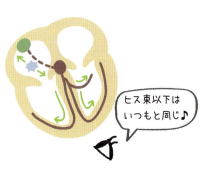

ヒス束以下はいつもと同じ♪

心臓の動きはどうでしょう。

洞結節は右心房の一番上にあるので、刺激をうまく下に伝えられますが、心房内から刺激が出ると、そこより上の部位を興奮させるために、刺激が逆走します。このため、伝導が遅くなり、心筋細胞がいっせいに興奮できずいびつな収縮になります。また、本来のタイミングより早く収縮させられるので、血液を十分にためきれないまま、心室へ送ることになります。

心周期でいうと、==充満期の最中に、心房収縮期がはじまります。==拡張して血液をため込もうとしているのに、収縮をはじめてしまうイメージです。==期外収縮のタイミングが早いほど、ため込まれる血液量が減るので、1回拍出量も減り、脈拍の触れが弱くなります。==

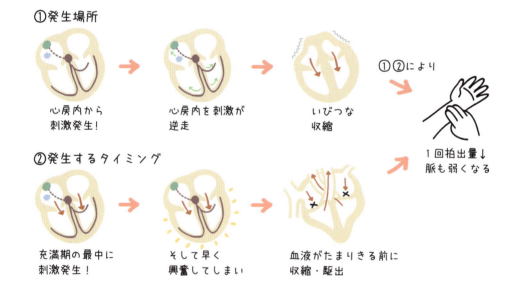

❷ 房室接合部性期外収縮（PJC）

「房室接合部」から、「期外」に「収縮」させる刺激が出たことによって起こる不整脈です。洞結節が本来刺激を出すタイミングより早いタイミングで、房室接合部から刺激が出ます。

PJCの波形は、1つではありません。房室結節は縦に長いので、刺激の出どころが、上か、まんなかか、下かによって、P波の形が変わります。

房室結節の上のほう（上位）から刺激が出た場合

p.7で説明したように、房室結節は右心房の底にあります。心室よりも心房に近いので、まず心房が通常と逆向きの流れで興奮します。房室結節は下にゆっくり刺激を伝えるため、心室の興奮は、通常どおり心房の興奮の後になります。そのため、P波は下向きでQRS波の前にあり、QRS波、T波は通常どおりの形になります。

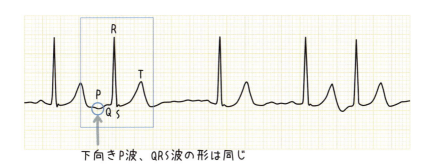

下向きP波、QRS波の形は同じ

房室結節のまんなか（中位）から刺激が出た場合

心房と心室への距離が同じぐらいなので、両方に、同時に刺激が伝わりはじめることになり、心房の興奮と、心室の興奮は同時期になります。

心房は、心室より筋肉が薄く、興奮も小さいので、P波は、心室の興奮を表すQRS波に隠れて見えなくなります。

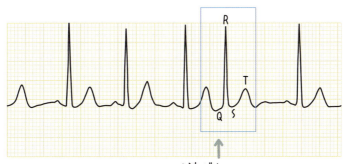

P波がない
おそらくQRS波に隠れている

房室結節の下のほう（下位）から刺激が出た場合

　房室結節の下は、ヒス束で、心室中隔のすぐ上にあります。ということは、心室のほうが近いので、まず、心室に普段と同じ方向で興奮が起こり、その後、心房へ普段と逆向きに興奮が起こるため、==上向きQRS波の後に、下向きのP波が出てくる==ことになります。

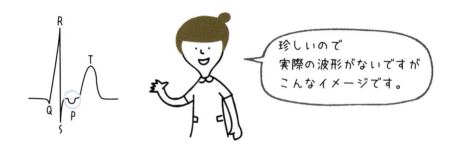

　波形の種類は3つありますが、心臓の動きはどうでしょうか。

上位

　洞調律より心房の興奮・収縮が遅くなるので、心房収縮期が短くなりますが、心房から心室へ血液をある程度は送ることができます。

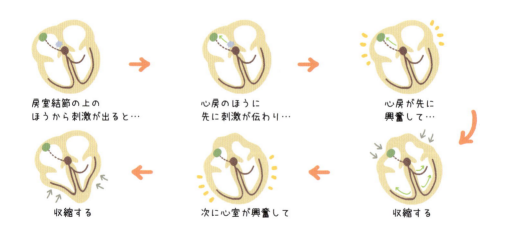

🌀 中位

ほぼ同時に心房と心室が興奮・収縮します。心房収縮期と駆出期が重なるイメージです。心房が血液を送ろうとしますが、心室の筋力のほうが強く、心房内圧よりも心室内圧が高くなるため、僧帽弁が閉じてしまい、ほとんど受け取れません。

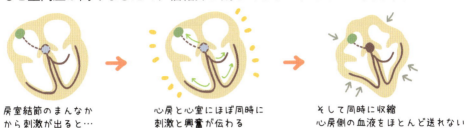

🌀 下位

心房収縮期が、駆出期の後になりますが、心室へ血液を送れません。なぜでしょう。等容拡張期を思い出してください。心室が拡張しはじめた時点では、心房より心室内圧のほうが高いので、僧帽弁が閉じています。このため、心房が血液を送り出そうとしても、心室に受け取ってもらえないのです。心房収縮期はあるのに、実際には血液が送られていない状態、と考えられます。

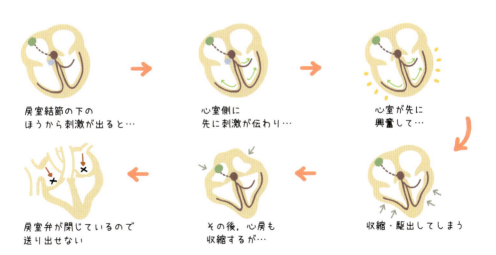

ポイントは、解剖学的「心房」と電気生理学的「心房」の範囲が違うことです。基本的な数字・計算式を知らずして、答えを導き出せないように、基本的な解剖・専門用語の意味・法則を知らないと、波形を見ても答えが出せません。「上室性」「心房性」「房室接合部性」とは、場所を指しているだけの話なのです。

04. 心室性期外収縮（PVC）と心臓の動き

　「心室」が「期外（早期）」に「収縮」する不整脈です。洞結節から刺激が伝わってくる前に、心室内の心筋細胞が勝手な刺激を出して興奮した状態です。
　筋肉の厚い心室をいっせいに収縮させるためには、脚からプルキンエ線維まで、速いスピードで刺激を伝える必要があります。刺激が違うところから出ると、伝導が遅くなり、いびつな興奮になるため、QRS波は、本来とは違う形になります。

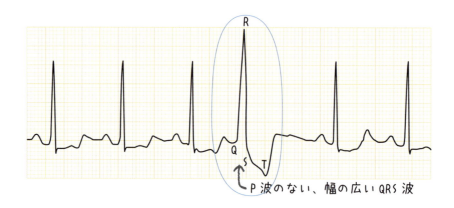

　心室性期外収縮では、心室の興奮が先なので、QRS波の前にP波がありません。また、刺激を出した部位から徐々に伝わるため、いつもより遅くいびつな興奮の伝わり方になり、QRSの幅が広くなり、形も変わります。
　よく、心電図の書籍で、
「PVCにはQRS波に先行するP波がない」
「PVCはQRS波の幅が0.12秒以上」
と書いてありますが、かみ砕くとこういう意味です。

　心臓の動きはどうでしょう。QRS波の前にP波がないということは、心房より先に心室が興奮・収縮するということです。心房収縮期がないまま駆出期を迎えることになるので、送られるべき血液の1/4が送られなくなります。
　また、心室が拡張して血液をため込もうとしている最中に心室が収縮するため、期外収縮のタイミングが早ければ早いほど、ため込んだ血液量が少ないまま駆出することになり、血圧が下がりやすくなります。

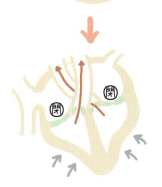

「どういうこと？」

「はい。では絵で説明します。」

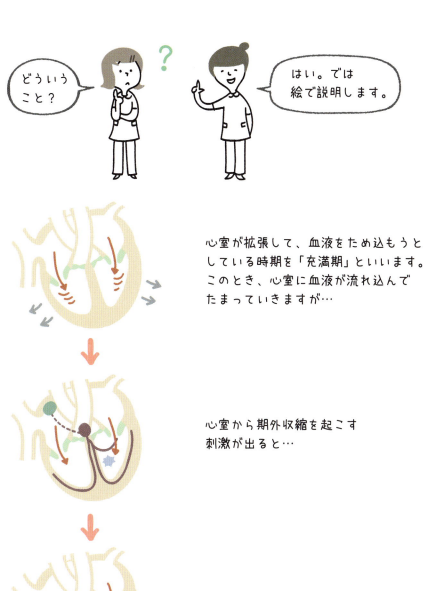

心室が拡張して、血液をため込もうとしている時期を「充満期」といいます。このとき、心室に血液が流れ込んでたまっていきますが…

心室から期外収縮を起こす刺激が出ると…

血液がたまりきるのを待たずに…

収縮、駆出してしまいます。
期外収縮のタイミングが早いとため込む血液量が少ないまま送ってしまいます。
（→脈拍も弱くなり、血圧も下がりやすくなる）

PVCは、心室から出るので、イメージ的には怖いですよね。

実際は、経過観察でよいものから、ただちに対処が必要なものまで幅広いです。危険度が違うことも、心電図の苦手意識を強くしている要因の１つだと思います。

PVCの基本を織り交ぜて、危険度の低いものから挙げてみます。

❶ 散発型

PVCが単発で出るものです。定義は、１分間に１回以下、または１時間に30回以下です。期外収縮時の心拍出量は減りますが、頻度が高くないので、全身に送られる血液量がそこまで減ることは考えにくく、俗に言う「血行動態」を崩す可能性が低いものです。

❷ 頻発型

PVCが頻回に出るものです。定義は、１分間に１回以上、または１時間に30回以上です。頻度が高くなるほど、拍出量が減る機会が増えるので、血行動態に影響を及ぼす危険性があります。

❸ 多形性（多原性）

多くの形のPVCが出るものです。==多くの形＝興奮の起こり方が違うということなので、勝手な刺激を出している部位が、何か所もある==ということになります。

あちこちから勝手な刺激が出されると、心室の中を刺激がグルグル回ってしまい、心筋細胞たちが、さらに勢いづいて勝手な刺激を出して興奮する（p.48に出てくる「心室頻拍（VT）」の状態を生む）危険性があります。

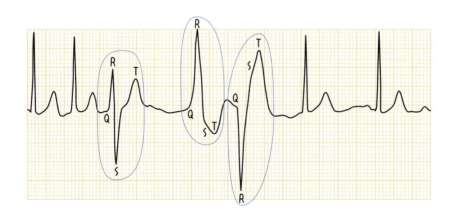

❹ 2連発

PVCが2発続くものです。連続して勝手に興奮する要因があるということで、心室の心筋細胞が勢いづいている状態です。

この時点では、1回拍出量が2回連続して減るだけですが、心室頻拍につながる危険性があります。

❺ 3連発以上

PVCが3発以上続くものです。「ショートラン」ということもあります。

定義としては、3発続けばもう立派に、「心室頻拍」の仲間入りです。3発連続で刺激をつくり出すような細胞は、さらに連続して刺激を出せるのです。心房収縮前に流れてくる血液量も、心房から押し込まれる血液量も3回以上連続で減るので、その間の拍出量はかなり少なくなります。

❻ R on T

冒頭にも出てきた、大変危険なPVCです。前のT波に、期外収縮のQRS波がのっているような形です。なぜ、危険かというと、==心筋細胞の興奮の回復時は、他の刺激に反応しやすい==という特徴があるからです。休憩しているところに、大きな刺激が伝わってくると、心筋細胞がバラバラに興奮しはじめます。バラバラな興奮では、心室が震えるような状態になり、収縮できず、血液を送り出せません。これは「心室細動（VF）」といい、心停止と同じ状態です（p.52）。

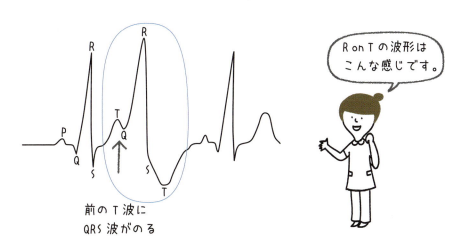

前のT波にQRS波がのる

R on Tの波形はこんな感じです。

下の表は、PVCの危険度をまとめたLOWN（ローン）分類というものです。もともと、心筋梗塞などの虚血性心疾患の既往がある人のデータを集めてつくられたものですが、既往のない人にも十分に使えるので、覚えておくとよいでしょう。

(LOWN分類表)

Grade 0：心室性期外収縮なし
　　　 1：散発性（1個／分　または　30個／時間以内）
　　　 2：頻発性（1個／分　または　30個／時間以上）
　　　 3：多形性
　　　4a：2連発
　　　4b：3連発
　　　 5：短い連結期（R on T）

　また、LOWN分類にはありませんが、PVCには「2段脈」「3段脈」というものがあります。2連発、3連発と混同しやすいのですが、

◎ **2段脈**　　洞調律と心室性期外収縮が交互に出るもの

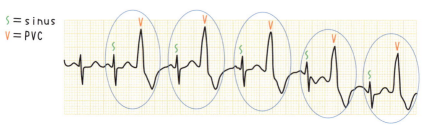

◎ **3段脈**　　2回の洞調律の後に1回の心室性期外収縮が出るもの

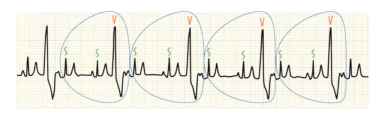

2段脈は、「bigeminy（バイジェミニー）」、3段脈は、「trigeminy（トリジェミニー）」ともいいます。

よく、「2段脈や3段脈は危ないのですか？」と聞かれますが、状況によります。

不整脈は「出る」ことが問題ではなく、「血行動態を崩す」ことが問題です。血行動態が安定し、症状がなければ、経過観察でよいことのほうが多いのです。
　すべての抗不整脈薬には、「催不整脈作用（さいふせいみゃくさよう）」があり、もっと重症な不整脈を誘発する可能性があります。今現在問題がなく、この後も問題ないであろう程度の不整脈を、無理に薬で抑えようとするのは、リスクが高いのです。

では、血行動態を崩す2段脈、3段脈とは、どのようなものでしょうか。
　答えは、「期外収縮のときに、血液を十分に送れていないケース」です。

繰り返しますが、PVCがあまりに早く出ると、血液を十分に受け取る前に心室が収縮してしまいます。期外収縮のときにどの程度の血液量が送られているかは、脈拍の触れで予測することができます。

脈が触れなければ、心房から血液を送られる前か、ほんの少し送られた時点で心室が収縮をはじめてしまい、「1回拍出量が、脈拍をつくり出せる量ではなかった」ということが考えられます。

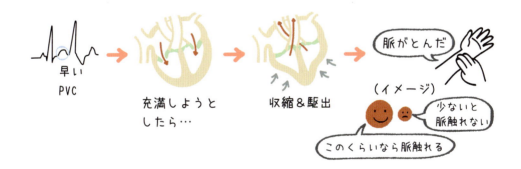

2段脈でこの現象が起こると、脈拍数は半分になります。モニター上、心拍が60回／分でも、実際は30回／分程度しか全身に血液を送っていないことになります。3段脈では脈拍数が2/3になり、やはり、その程度しか血液を送っていないことになります。
　このようなケースでは血行動態が崩れることがあるので、持続するようであれば治療を行う必要があります。

05. 発作性上室性頻拍（PSVT）と心臓の動き

PSVTは、苦手な看護師が多い不整脈です。用語からしっかり理解していきましょう。

「発作性」というのは、いきなり始まることをいいます。

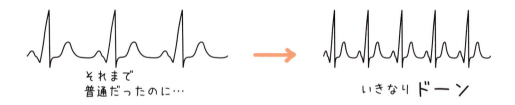

「発作性」に起こる頻拍には、

❶ 自動能の亢進によって刺激が連続して早く出る

❷ リエントリーによって刺激がグルグル回り、余計な興奮を引き起こす

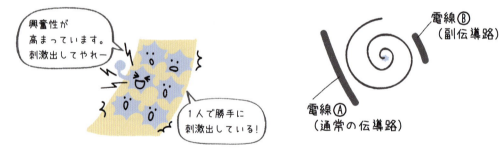

というものがあります。

　はっきりとした原因は、電気生理学検査（EPS）をしないとわかりませんが、自動能の亢進の場合は、異常な興奮を生み出している細胞が1か所であることが多いため、心拍が150回／分以下のことが多いです。逆に、リエントリーの場合は、刺激がグルグル回ることで早い興奮を生み出せるので、心拍が150回／分以上のことが多いです。

　さて、「リエントリー」とは何でしょう。そのまま訳すと「旋回」ですね。「興奮」が「旋回」している状態のことをいいます。難しいですね。私もここの理解にとても苦しみました。よく「早い伝導路と、遅い伝導路の存在による」と解説されていますが、どういうことでしょうか。

右の図を見てください。心房内の刺激伝導系です。
　通常、刺激伝導系は、==早く刺激を伝える性質をもっています。==

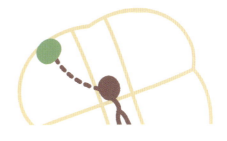

　これに、ちょっと変な？刺激をゆっくり伝えてしまう伝導路（副伝導路といいます）ができてしまったとしましょう。

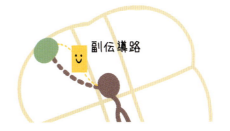

　通常の伝導路をⒶ、副伝導路をⒷとします。刺激は、通常、刺激伝導系を速いスピードで通ります。ここに副伝導路が存在すると、遅れて伝わってきた刺激が、本来の伝導路を逆走し、以下のような刺激の旋回が起こってしまうのです。

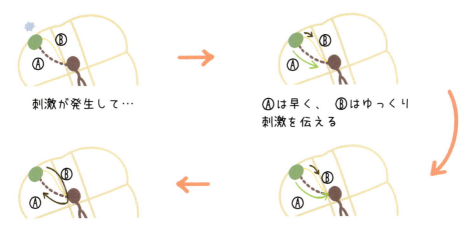

刺激が発生して…

ⒶはⒺく、Ⓑはゆっくり刺激を伝える

ⒶとⒷが交わるところにⒶからの刺激が先に伝わり終え…

遅れて伝わってきたⒷからの刺激がⒶを逆走してグルグル回る

　この刺激の旋回をリエントリーといいます。ⒷがⒶを逆行して伝わり、再びⒷに戻る、ということを繰り返すことで起こります。リエントリーは、自然に止まることもあれば、治療をしないと止まらない場合もあります。

さて、このPSVTは、発作性「上室」性頻拍です。SVPCのところで出てきたように、「電気生理学的心房」+「房室接合部」＝「上室」ですね。

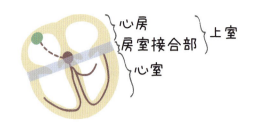

理論上、この「上室」で起こる発作性の頻拍のことをすべてPSVTといいますが、看護師が理解しておきたいのは、①発作性心房頻拍（PAT）と、②房室接合部性頻拍です。1つずつ見ていきましょう。

❶ 発作性心房頻拍（PAT）

「（電気生理学的）心房」が、「いきなり」早い興奮をするもので、定義としては、1分間に100回以上心房が興奮しているものになります。

波形を見てみましょう。Ⅱ誘導の目の位置では、すべての興奮が近づいてくる形になるので、P波、QRS波、T波は、すべて上向きになります。洞結節以外の心房から刺激が出ても、上に向かって逆流しなければならない興奮は小さく、下に順序よく流れていく興奮のほうが大きいので、P波は上向きです。

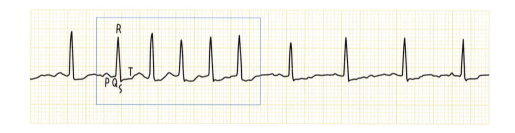

心臓の動きはどうでしょう。異所性P波が見られても、心房が多少いびつな収縮をするだけです。心房の収縮で送られる血液量は全体の1/4程度なので、続かなければ血行動態はさほど崩れないと考えられます。

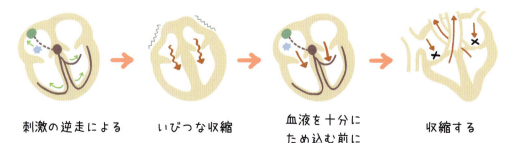

刺激の逆走による　　いびつな収縮　　血液を十分にため込む前に　　収縮する

❷ 房室接合部性頻拍

「房室接合部周辺」で「いきなり」早い興奮が起こるものです。

房室接合部性頻拍の原因のほとんどは、p.39にあった「リエントリー」です。==房室結節は、リエントリーが起こりやすい==です。

房室結節の電線（伝導路）は、コイル状にクルクル巻き上げられたイメージです。電線は、伝導が早いという特性をもっていますが、コイル状に巻かれているので刺激の伝わりがゆっくりとなり、「いいタイミングで」ヒス束以下に伝えることができるのです。

しかし、ときどきほころびができてしまい、そこだけ「刺激を早く伝える」という元の特性が出てきてしまいます。ほころびていない部分はゆっくりと刺激を伝え、ほころびた部分は早く刺激を伝えます。このため、ほころびが先に刺激を伝え終わり、ゆっくり刺激を伝えていたコイルからの刺激がほころびにまた伝わってしまい、グルグル回りはじめてしまうのです。

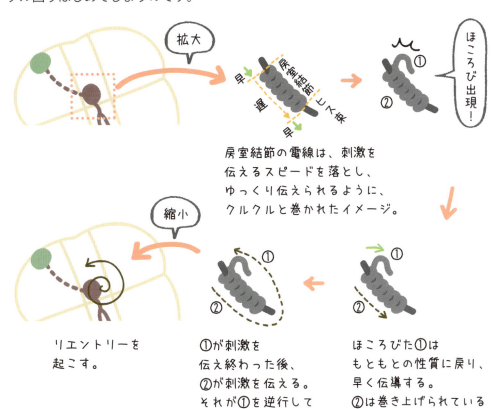

では、波形を見てみましょう。

P波が見づらいですが、「上室」性の不整脈の場合、心室への刺激の伝わり方は通常どおりで、素早く一気に興奮できるため、QRS波の形は変わらないという特徴があります。このため、突然起こった頻拍で、QRS波の幅が狭く、P波がよく見えない、わからないというものは、「発作性上室性頻拍（PSVT）」というのが一般的です。

臨床で「PSVT」というと、多くの場合、房室接合部性頻拍を指します。心房頻拍も上室性の頻拍に含まれますが、P波が見やすく鑑別しやすいため、「PSVT」とはいわずに、「PAT」というのが一般的です。

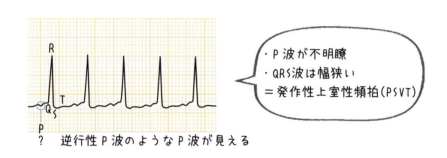

・P波が不明瞭
・QRS波は幅狭い
＝発作性上室性頻拍（PSVT）

逆行性P波のようなP波が見える

12誘導心電図をとるとⅡ誘導以外の誘導でP波が見やすい場合があります。PSVTのときのP波の位置は、SVPCのPJC（p.29）のように、心房の興奮が、心室より前か、同時か、後ろか、によって変わります。

 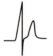

房室結節の上のほうの刺激だと、逆向きP波がQRS波の前に出る。

房室結節のまんなかの刺激だと、P波は見えない。

房室結節の下のほうの刺激だと、逆向きP波がQRSの後ろに出る。

PSVTは種類が多く、波形も複雑で難しいです。正確に鑑別するためには、電気生理学検査（EPS）をする必要があるので、体の表面から見ているだけの心電図で見抜くには限界があります。ただ、法則に従って心電図を読んで、「おそらくこれであろう」と予測して、看護につなげることが大切です。

PSVTの原因のひとつとして覚えておきたいものに、WPW症候群があります。

これは、「Kent（ケント）束」という副伝導路があることで起こる不整脈です。Kent束は、右心房と右心室の間か、左心房と左心室の間に存在し、房室結節より先に心室へ刺激を伝えます。

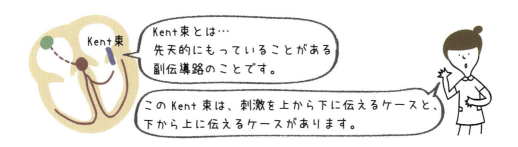

このWPW症候群の波形は、安静時の心電図に特徴があります。波形を見てみましょう。

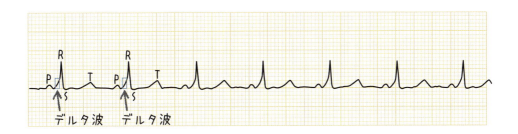

QRS波の立ち上がりが違います。基線からフライングするような形で、2段階で立ち上がっていますね。この部分を、「デルタ波」といい、Kent束に刺激が伝わっていることを示しています。房室結節より先に心室を興奮させている様子がわかります。遅れて房室結節から心室へ伝わってきた刺激が、Kent束を通って心房へ逆行してしまい、リエントリーを起こして頻拍になります。

安静時は確認しやすいデルタ波ですが、発作時には出現しないこともあります。また、安静時心電図にもデルタ波が出ないケースもあります（潜在性WPW症候群）。

頻繁に見かけるものではありませんが、WPW症候群によって起こるPSVTはやっかいです。よく使われるワソラン® を使用してしまうと、頻拍が悪化してしまいます。頭の片隅において、PSVTを見た際には、WPW症候群の可能性も考えられるといいでしょう。

素朴な疑問

頻脈のとき、理論上は駆出される血液量が減るのに、実際の患者さんでは、なぜ血圧が上がることがあるのだろう？

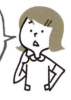

私も抱いたことがある疑問です。なぜ頻脈時に血圧が上がることがあるのか、一緒に考えてみましょう。

「血圧」とは、そもそも何でしょうか。

血圧が血管の壁を押す力のことですね。では、「血圧」は、何から構成されるのでしょうか。

答えは、「左心室が駆出する血液量（1回拍出量）」と、「末梢血管の抵抗（血管抵抗）」です。

駆出される血液が少なくなっても、血管抵抗が高ければ血圧は上がります。頻脈時は、交感神経が緊張していることが多く、交感神経の緊張が引き起こす頻脈もあります。交感神経が緊張すると、末梢血管は収縮し、血管抵抗が高くなります。このため、理論上は駆出される血液量が減っても、血圧が上がるという現象が起こることがあるのです。

図にしてみると…

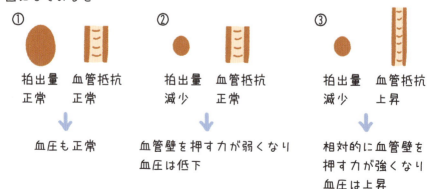

06. 心房細動（AF）と心臓の動き

　遭遇する機会の多い不整脈です。波形が特徴的なので、AFの波形ならわかるという看護師も多いですね。

　「細動」なので、心房が非常に「細かく」「動いている」ということが想像できます。どのぐらい細かく動いているのかというと、なんと、1分間に400回以上です！　1秒間に直すと、6回以上です。

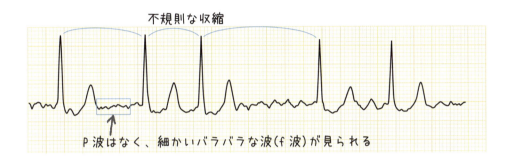

　心房のあちこちからバラバラな刺激がとても早く出ているため、心筋細胞がいっせいに興奮することができず、P波が出現しません。心筋細胞の1つ1つが、バラバラな刺激によってバラバラに小さな興奮をしているため、P波より小さい、「f波（細動波）」と呼ばれる波が出現します。f波のせいで、心電図の基線はゆらゆら揺れているように見えます。

　心房のバラバラな興奮が、たまたま下の刺激伝導系にうまく伝わると、心室はいつもどおりに興奮し、上向きの形の狭いQRS波が出ます。しかし、刺激が伝わるのもバラバラなので、規則的な収縮にならず、QRS波の間隔が不整になります。

AFでは、バラバラに出てくるQRS波の大きさも違います。これは、ためられている血液の量によって、心室の大きさが変わることによります。

　ためられている血液が少ない、小さな心室は小さく興奮をするため、QRS波も小さくなります。逆に、ためられている血液が多い、大きな心室は、大きく興奮するため、QRS波も大きくなります。

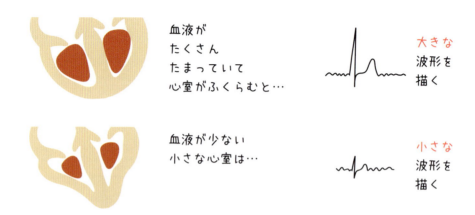

　そんなに早く刺激が出て、心臓はどうなっているのでしょうか。

　バラバラな刺激によって、心房の心筋細胞はバラバラに興奮（エネルギーを出す）させられています。「収縮」という強い筋肉運動を起こすためには、強いエネルギーが必要です。バラバラな興奮では小さなエネルギーがバラバラに出るだけなので、収縮に至らず、心筋が震えている状態です。==バラバラな刺激の1つが、たまたま房室結節を通過することで、心室が興奮・収縮して血液を送り出しています。==

　==心房収縮期がない==ため、心室に送られる血液量が減り、1回拍出量は減ることになります。

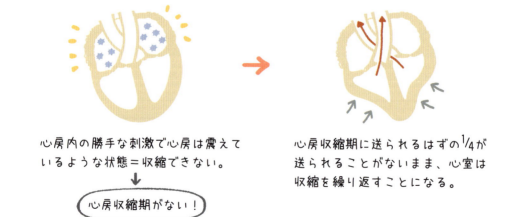

また、心室の収縮の間隔が短いと、充満期に心室にたまる血液量が減るので、1回拍出量も減り、脈拍は弱く触れます。逆に、間隔が長いと、充満期に心室にたまる血液量が増えるので、1回拍出量も増え、脈拍は強く触れます。

　AFのときは、患者さんの脈拍をとってみると、強い脈と弱い脈が、バラバラなリズムで触れることになります。このため、心電図モニターがなくても、脈拍の触れ方で、見つけることができる不整脈でもあります。

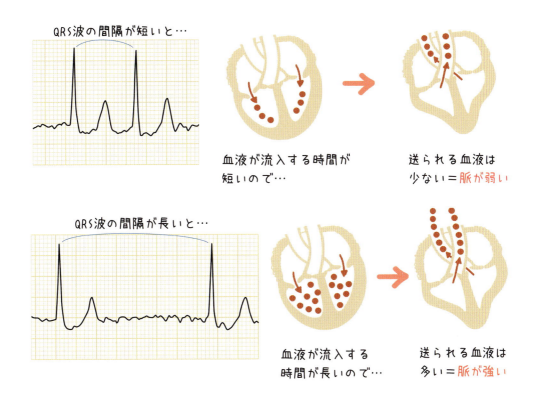

　AFは、波形は派手ですが、ただちに治療をするケースは多くありません。1回拍出量は減りますが、心拍数が正常であれば、著しく血圧が下がることはあまりないです。

　頻脈の場合は、充満期が短くなって拍出量が減る＆冠動脈の血流量も減るため、心臓が酸素不足になって心不全を起こしやすいので、治療が必要です。徐脈の場合も、拍出量が減っている＆送り出す回数も減ることから血圧が下がりやすくなるため、治療をします。詳しくはp.76で学びましょう。

07. 心室頻拍（VT）と心臓の動き

　できることなら一生遭いたくない不整脈です。学生のころからよく耳にしていたこの不整脈、実際に臨床で出くわすと、生きた心地がしないものです。
　状況によって、薬剤投与ですむこともあれば、ただちに心肺蘇生（CPR）をしなければならなかったりと、通り一遍の対応ができない不整脈です。

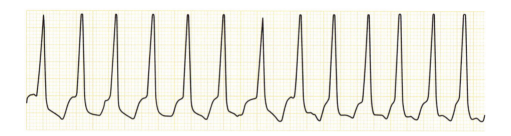

　VTは「致死性不整脈」といわれるこわい不整脈ですが、波形は特徴的で、とらえやすいです。心室から刺激が出ているため、QRS波の前に、P波がありません。

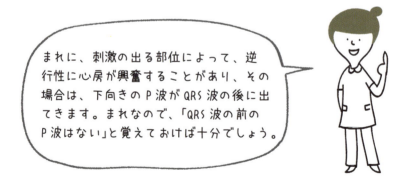

まれに、刺激の出る部位によって、逆行性に心房が興奮することがあり、その場合は、下向きのP波がQRS波の後に出てきます。まれなので、「QRS波の前のP波はない」と覚えておけば十分でしょう。

　心室内の心筋細胞が、勝手な刺激を出して興奮し、そこからいびつな収縮がはじまるため、QRS波は、本来とは違った形になります。
　心室のどこの部位から刺激が出るかによって、QRS波の形が上向きか、下向きかが変わりますが、いびつな収縮をするのは同じなので、幅の広いQRS波になります。

　次ページの2つのVT波形は、同じ患者さんが、別々の日に起こしたものです。

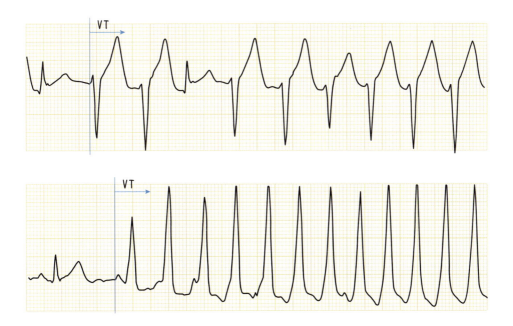

　心臓の動きは、心房と心室が連動しておらず、頻拍のため充満期が短くなります。拍出量はもちろん、冠血流量も減るので、続けば続くほど、心臓が酸素不足に陥って収縮が弱くなり、血圧も下がってきます。しかし、患者さんによって状態が違うことがあります。

　心臓疾患の既往のない、若い元気な患者さんが突発的に起こしたような「特発性VT」であれば、心臓も元気なので、早い興奮でもきちんと収縮ができて、血圧を保てることもあります。ですが、早い興奮に対応できる元気がないと、興奮はするものの、収縮が起こらず、心臓が止まっているような血行動態になってしまいます。
　このタイプのVTは、脈拍が触れないので、「pulseless VT（パルスレスブイティー）：無脈性心室頻拍」といいます。

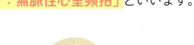
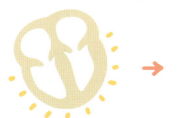
興奮しても…
（波形が出ていても…）

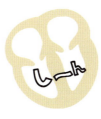
収縮しない

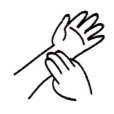
駆出されないので
脈が触れない！

そんな恐ろしいVTですが、じつは4種類もあります。

❶ 非持続性心室頻拍（NSVT）

30秒以内に、自然に治まるVTのことです。「ノンサス」といわれることもあります。（NS＝non-sustained＝続かない、という意味）

❷ 持続性心室頻拍（SVT）

30秒以上持続するVTのことです。臨床では、ほとんどの場合、「VT」といっています。（S＝sustained＝続く、という意味）

❸ 促進性心室固有調律（AIVR）

心室が心房より早いペースで（70〜120回）、刺激をつくって興奮している状態で、俗に、「スローVT」といわれますが、本名は、AIVRです。

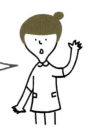

AIVRは、心筋梗塞の治療後などに出やすいのですが、それほど頻拍ではなく、血行動態が崩れることが少ないので、経過観察することが多いです。

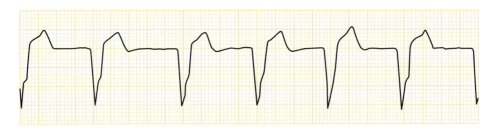

❹ 多形性心室頻拍（TDP）
（トルサード・ド・ポアンツ）

VTのなかで最もこわいものです。読んで字のごとく、「多形性」の「心室頻拍」で、小さい波形から大きい波形まであり、全体的にねじれたような形をしているものです。

TDPは滅多に見かけることはありませんが、心室細動（VF）に移行しやすいといわれており、危険度が一番高いものになります。

ちょっとレベルアップ！

「pseude VT」（シュード ブイティー）という不整脈を耳にしたことがあるでしょうか。「pseude＝偽物」という意味で、日本語では「偽性心室頻拍」といいます。「VT」といっても実際はVTではなく、VTのように見える「AF」なのです。

VTのように見えますが、よく見るとデルタ波があり、QRS波が不規則です。WPW症候群をもっている患者さんがAFを起こすと見られます。治療はAFに準じて行います。

その3 心電図と心臓の動きを考えてみよう

08. 心室細動（VF）と心臓の動き

最も危ない不整脈です。

心房細動（AF）のところで学んだような動きが、心室で起こっています。心室の心筋細胞が、バラバラに勝手な刺激を出してバラバラに興奮をするため、収縮できず震えているような状態、すなわち「細動」している状態になります。

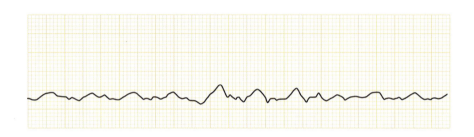

VF時の心臓の動きを想像できるでしょうか。心室がプルプルと震えていて、収縮がまったくできていないので、血液を送り出せません。心臓が動いていないのと同じ状況、専門的にいうと、心停止と同じ血行動態になります。

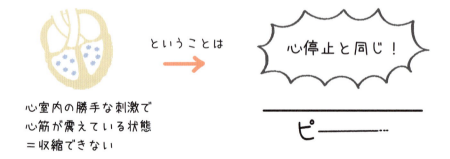

心室内の勝手な刺激で
心筋が震えている状態
＝収縮できない

ということは → 心停止と同じ！

ピーーーー…

対応については、p.64〜67で述べますが、ただちに胸骨圧迫を開始します。

心臓が自ら血液を送り出すことができないので、私たちの手で、心臓の代わりをする必要があります。しかし、それだけではVFは止まりません。除細動が必要です。

除細動器もしくはAED（自動体外式除細動器）が到着するまで胸骨圧迫を絶え間なく続け、器材が到着したら素早く除細動を行い、VFから復帰させることが重要です。

臨床で、VTのようでVTでない、VFのようでVFでない、という波形を見かけることがしばしばあります。これを見破るには、コツがあります。

（偽物VT）

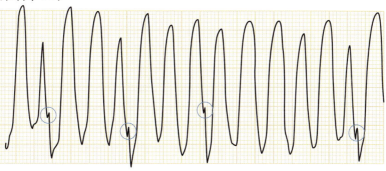

（偽物VF）

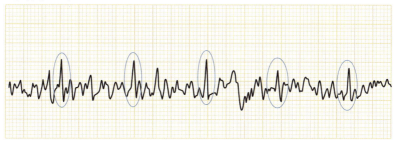

　これらの波形は、一見、VT、VFですが、じつは洞調律なのです。どこを見るとわかるのでしょうか。

　目をこらして見てみると、VT、VFのような波形の間に、規則的なQRS波が隠れています。体動や電極の剝がれでノイズが入っても、心臓は通常どおり動いています。波形が小さいP波、T波はノイズで隠れてしまいますが、波形の大きいQRS波は、ところどころに確認できるのです。

　偽物VT、偽物VFは、歯みがき時や面会時のご家族のマッサージなどでよく見られます。偽物とわかると安心しますが、基本的にはベッドサイドに行き、患者さんは本当に大丈夫なのか、電極は剝がれていないかなどを確認しましょう。

09. 洞不全症候群（SSS）と心臓の動き

「症候群」という言葉が出てきました。厄介ですね。さて、この洞不全症候群には、3種類あります。

❶ 洞性徐脈（S.brady、Sinus bradycardia）
❷ 洞房ブロック（S-A block）、洞停止（S.arrest）
❸ 徐脈頻脈症候群（BTS）

難解ですが、じつはすべて、読んで字のごとくです。1つ1つ、波形と心臓の動きを見ていきましょう。

❶ 洞性徐脈（S.brady＝Sinus bradycardia）

「洞」結節が原因で起こる「徐脈」です。

洞結節は、通常、成人では1分間に60～80回程度の刺激を出しますが、この数は、「神経」によって調整されています。

人体を興奮させる神経の「交感神経」が強くはたらくと、刺激が早く出され、人体をまったりさせる神経の「迷走神経」が強くはたらくと、ゆっくり刺激が出されます。この、「迷走神経」が強くはたらいていることによって、洞性徐脈が起こります。

心拍は減りますが、洞結節から刺激が出ており、順序よく興奮・収縮するので、心周期は乱れず、1分間に50回程の徐脈であれば、血行動態はさほど変わらないと考えられます。

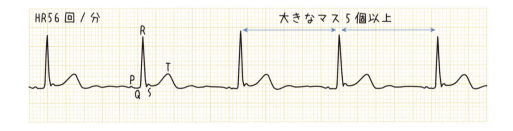

❷ 洞房ブロック（S-A block）、洞停止（S.arrest）

洞房ブロックは読んで字のごとく、「洞」結節と、「房」室結節の間がブロックされるものです。

洞結節からは、いつもどおり刺激が出されますが、房室結節までの間にブロックされてしまい、心房が興奮できない状態です。このためP波がありません。

房室結節以下へも刺激が伝わらないので、心室も興奮せず、QRS波も出ません。

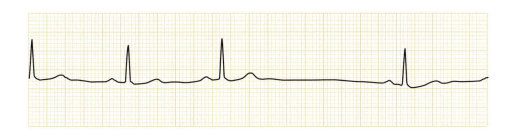

一方、洞停止の波形はこれです。

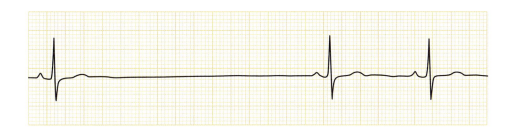

一見、同じ波形に見えます。なにが違うのでしょうか。

洞房ブロックは、洞結節は刺激を出しているのに、ブロックされてしまって、心房、心室が興奮できない状態をいいます。心電図上はP波もQRS波もT波も出ません。心電図は、一時的に基線がほぼ平坦になりますが、QRS波から、次のQRS波までの間が、通常のQRS波の間隔の整数倍になります。

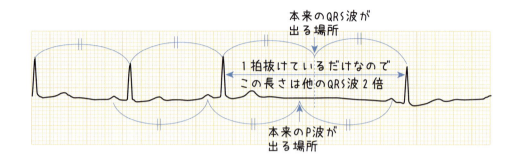

洞停止というのは、「洞」結節が「停止」してしまうことなので、そもそも、洞結節からの刺激が出ていません。

そのため、次に洞結節が正常に刺激を出すまでの間、P波もQRS波もT波も出ません。この間は、心電図の基線がほぼ平坦になりますが、その長さはまちまちです。

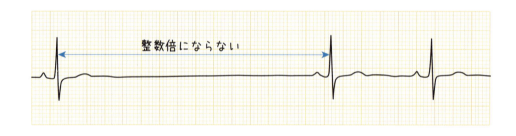

この2つの不整脈は、原因は違いますが、心臓の動きとしては同じです。

洞房ブロックは、刺激が出ているけれどもブロックされて心房も心室も興奮、収縮できない状態。洞停止は、そもそも洞結節が刺激を出していないので、心房も心室も興奮、収縮できない状態です。どちらも基線が平坦である時間は、血液を送り出すことができず、脈拍も触れません。

❸ 徐脈頻脈症候群（BTS）

その名のとおり、<mark>徐脈と頻脈を繰り返す</mark>症候群です。

PSVTや、AFなどの上室性の頻脈性不整脈がいきなり出て、しばらく続いた後、急に徐脈になる、というパターンが多いです。

原因は、加齢や疾患などで、心房が興奮しやすい状態にあることと、洞結節以外の部位から頻繁に刺激が出たことで、洞結節が「あっ、はたらかなくていいんだ」と思ってしまうことです。洞結節がはたらくことをやめてしまうので、勝手な興奮が収まったときに、どこからも刺激が出ず、高度な徐脈の時間ができてしまいます。

波形としては、上室性の頻脈性不整脈が出た後に、急に基線が平坦になり、再び上室性の頻脈性不整脈が出現します。

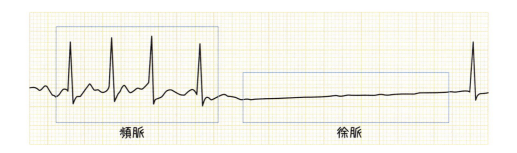

心臓の動きはどうでしょう。

頻脈時は、上室の勝手な興奮・収縮で心室も興奮・収縮するので、一応、血液を送ることができます。しかし、上室の興奮が収まると、どこからも刺激が出ず、興奮・収縮が起こらないので、心臓は止まっているのと同じ状態になります。

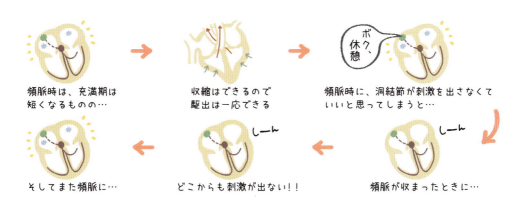

10. 房室ブロック（A-V block、AVB）と心臓の動き

房室ブロックには4種類あります。

1. Ⅰ度房室ブロック
2. Ⅱ度房室ブロック（ウェンケバッハ型）
3. Ⅱ度房室ブロック（モービッツⅡ型）
4. 完全房室ブロック（コンプリートAV block）

波形としてはそれほど難しくはないのですが、経過観察になったり、ペースメーカー植込み術が必要だったりと、幅広い対処が必要な不整脈です。

その名のとおり、==「房室」結節で刺激が伝わらなくなります。==原因は、房室結節自体が、加齢や疾患などにより、きちんと役割を果たせなくなることです。

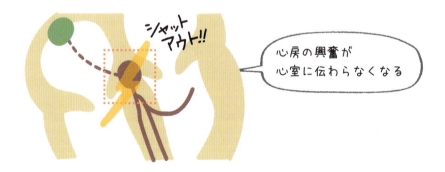

重症度によっては命にかかわるので、注意が必要ですが、比較的、心電図波形は読みやすく、理解しやすいと思います。1つ1つ見ていきましょう。

❶ Ⅰ度房室ブロック（Ⅰ°AVB）

　一番軽症です。実際は「ブロック」はされず、伝導が遅くなります。通常、心房の興奮から心室の興奮までの時間は、0.2秒以内で、心電図上、P波が出てから5mmマス1つ以内に、QRS波が見られます。
　この不整脈では、房室結節の伝導が遅くなるので、==P波の後、5mm以上あいてからQRS波が出ます。==

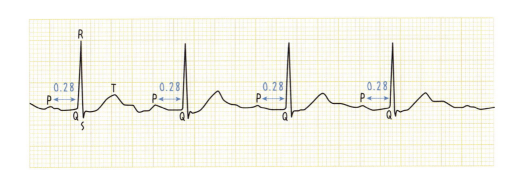

　心臓の動きとしては、房室結節までは通常どおり刺激が伝わり、心房はいつもどおり興奮・収縮します。
　房室結節のはたらきが悪いので、心室へ刺激を伝えるのが、==「いいタイミング」よりも遅くなります。心房収縮期から駆出期までが延びるイメージ==です。
　心房が収縮を終えているので、心室へ送られる血液はほぼ減らないと予想でき、洞調律に近い拍出量を送り出せると考えられます。

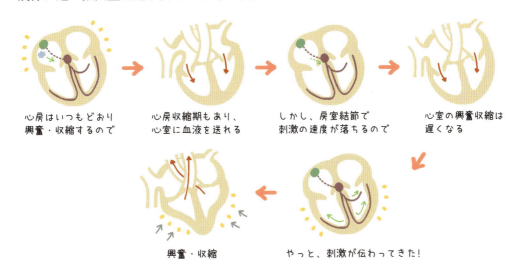

❷ Ⅱ度房室ブロック（ウェンケバッハ型）

　Ⅰ度よりも、房室結節のはたらきが悪くなった状態です。房室結節が「とても疲れやすい」と考えるとわかりやすいです。

　最初は、房室結節が元気なので、刺激を「いいタイミング」で下の伝導系に伝えます。しかし、すぐに疲れてしまい、少しずつはたらきが悪くなります。刺激を伝える時間が徐々に長くなり、ついには刺激を伝えることができなくなります。しかし、1回休むと元気になり、刺激を伝えられます。次からまた時間がかかるようになり、疲れ果てると1回休みます。この繰り返しを「ウェンケバッハ周期」といい、この不整脈をウェンケバッハ型の房室ブロックといいます。

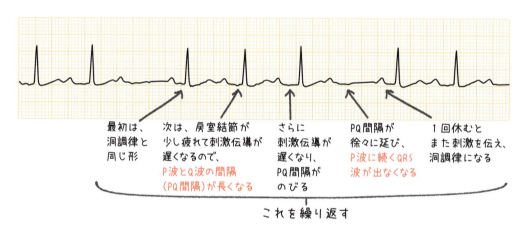

　心臓の動きとしては、PQ間隔が長くなる＝心房収縮期から等容収縮期までが長くなるということです。心房から心室へ血液がしっかり送り込まれるため、拍出量は減りにくいと考えられます。しかし、QRS波が出ないときは、心室の興奮・収縮がないので、駆出できません。

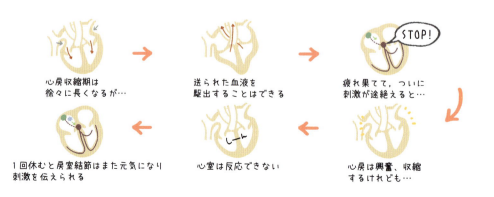

❸ Ⅱ度房室ブロック（モービッツⅡ型）

　ウェンケバッハ型のように、周期的に刺激が途絶えるときがあるのではなく、何の前兆もなく、いきなり途絶えます。刺激が、4回に1回しか伝わらなくなった状態を、「高度房室ブロック」といい、心拍数が30回を切ることもあります。

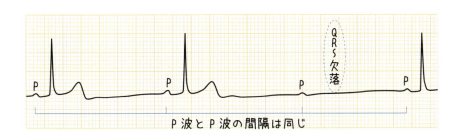

　洞調律から、何の前兆もなく、いきなりP波に続くQRS波がなくなります。洞結節〜房室結節は刺激が伝わるので、心房は興奮でき、P波は出ます。房室結節の下には刺激が伝わらないので、心室が興奮できず、QRS波が欠落します。洞結節は規則的に刺激を出しているので、P波とP波の間隔は、ブロックが出ているときでも同じです。ブロックの出るタイミングは予測ができず、1回のときもあれば、何回も続く、数回に1回伝わるなど、さまざまです。

　心臓の動きはどうでしょうか。洞結節が規則的に刺激を出し、心房が興奮・収縮して、心室へ血液を送っています。しかし、房室結節で刺激が止まると、ヒス束以下に伝わらず、心室が興奮・収縮できません。心房収縮期まではあるのですが、等容収縮期から先がなく、心室に送り込まれた血液を駆出できないイメージです。

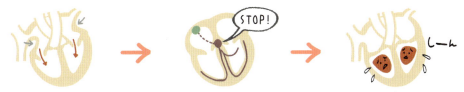

　ブロックが増えてくると、血液を送り出せない機会が増え、血圧が下がり、意識を失うなどの症状が出てきます。高度房室ブロックに移行する可能性が高いので、ペースメーカー植込み術の適応になります。

❹ 完全房室ブロック（コンプリートAV block）

　その名のとおり、「完全」に、「房室」伝導が「ブロック」されてしまう状態で、房室結節より先の伝導系にまったく刺激が伝わらなくなります。しかし、まったく心室が収縮できないわけではありません。

　心室は、刺激が伝わってこないと、自力で刺激をつくって興奮・収縮します（自動能）。しかし、1分間に30回程度しか刺激をつくれないため、収縮も1分間に30回程度になります。さらに、心房と心室が連動していないため、心室にためられる血液量も少なく、血圧は著しく低下します。これをアダムス・ストークス発作といい、意識を失うこともあります。

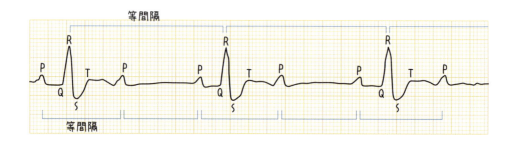

　波形は特徴的です。洞結節は規則的に刺激を出して、心房を興奮させているので、P波が規則的に見られます。心室の心筋細胞も、自動能をはたらかせ、規則的に興奮するため、P波と連動しない、間隔の長い規則的なQRS波が見られます。

　心臓の動きはどうでしょう。心房収縮期はあり、心室へ血液を送ろうとしています。しかし、心室は、心房に連動せずに収縮するので、血液をうまく受け取れません。心房収縮期が、等容収縮期、駆出期、等容拡張期、充満期のどこにでも重なるイメージです。「心室にうまく血液が送られない」「充満期に流れ込む血液量が毎回違う」「徐脈」なので、血行動態が破綻する危険性が非常に高いです。

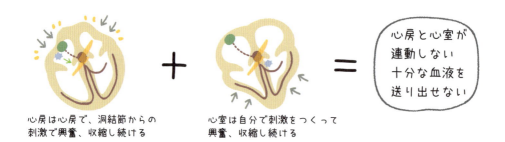

その4

ベッドサイドで看護師は何をするの？

 モニターを見ていたら、不整脈が出ました！

さて、どうしましょう。

不整脈は「出る」ことが問題なのではなくて、

「血行動態を崩す」ことが問題です。

同じ不整脈が出ていても、

経過観察でよいケース、治療が必要なケース、

心肺蘇生が必要なケースがあります。

これが理解できていれば、やるべきことは1つです。

ベッドサイドに行きましょう！

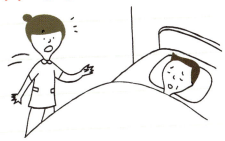

その4　ベッドサイドで看護師は何をするの？

01. 致死性不整脈を発見！どう動く？

　心室頻拍（VT）、心室細動（VF）は「致死性不整脈」と呼ばれ、緊急の対応が必要です（p.48〜53参照）。臨床で遭遇した場合に、どのように動けばいいのか見ていきましょう。

❶ 応援を呼びながらベッドサイドへ

　「VTです！」「VFです！」というように、具体的な不整脈名を出したほうが、まわりの適切な応援を得やすいです。わからなければ、「波形が変です！！」でもいいです。そして、急いでベッドサイドへ行きましょう。

> ノイズか不整脈かがわからなかったら、走りましょう。
> 違ったら、「よかった、よかった」ですみます。
> 本物を見逃すより、ずっといいです。

❷ 患者さんに声をかけながら、頸動脈が触れるか確認する

　VTの場合、血圧が保てるケースがあります。患者さんが反応できたら、まだ猶予があります（「余裕」ではなく、「猶予」です）。

　応援が来るまで、ベッドサイドを離れずに、意識レベルが落ちないか、頸動脈が触れるか、バイタルサインは変動ないか、観察を続けます。

ナースステーションでしか波形を見られない場合は、ベッドサイドで波形を見られるようにポータブルモニターを依頼し、医師の到着を待ちます。ポータブルモニターには、非観血的血圧計（NIBP）、パルスオキシメーター（SpO₂モニター）があるので、すぐに装着し、落ち着くまで付けておきます。

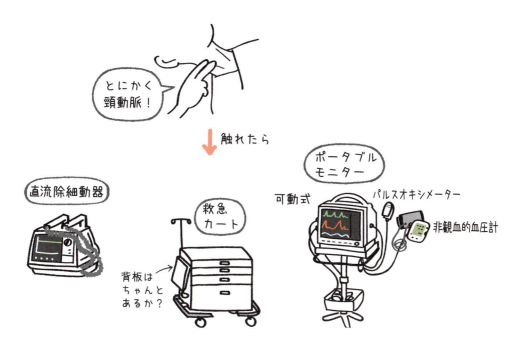

❸ いつでも心肺蘇生（CPR）を開始できるよう、準備する

　血行動態が崩れる可能性が非常に高いです。いつでも心肺蘇生を開始できるよう、ベッドをフラットにして、救急カートや直流除細動器（DC）を入れられるよう、まわりを整理しておきます。救急カートが来たら、ルート確保の準備をし、いつでも背板を出せるようにしておきます。

　また、走り書きでもいいので、忘れずに時間を記録しておきます。

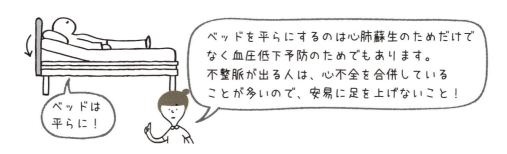

❹ VTで脈が触れない、意識がない場合、また明らかにVFの場合は、胸骨圧迫を開始する

すぐに<mark>ベッドをフラットにし、胸骨圧迫を開始</mark>します。救急カートが来たら、効果的に胸骨圧迫を行えるよう、背板を入れます。

　急変時は詳細な記録が必要になります。胸骨圧迫を開始した時間だけは、絶対に書きとめておきましょう。看護師が複数いる場合は、記録係をつくって任せるとよいです。急変時は人手があったほうがよいので、院内に応援要請コールがあれば必ず行いましょう。

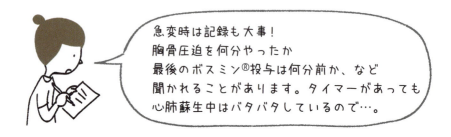

急変時は記録も大事！
胸骨圧迫を何分やったか
最後のボスミン®投与は何分前か、など
聞かれることがあります。タイマーがあっても
心肺蘇生中はバタバタしているので…。

❺ 応援が看護師であればAEDを、医師が来たら除細動を行う

　DCには型があり、単相式と2相式があります。以前は、単相式では200J（ジュール）からでしたが、現在は、致死性不整脈に対しては360Jです。2相式は120〜200Jから始めることが多いので、自施設のDCはどちらか確認しておきましょう。

　ジュール数は頭の片隅にでも置いておいてください。急変時は医師もあせります。医師があわてて指示に迷っていたら、「360（200）からでいいでしょうか？」などと聞いてあげてください。

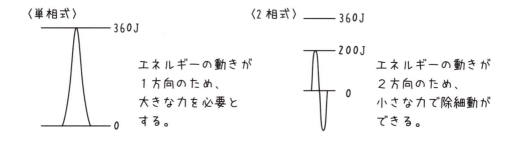

〈単相式〉 360J
エネルギーの動きが1方向のため、大きな力を必要とする。

〈2相式〉 360J / 200J
エネルギーの動きが2方向のため、小さな力で除細動ができる。

ここまで読んで、「最初に駆けつける際、救急カートやDCを持っていかなくていいの？」と思うかもしれません。迅速に持っていける状況であれば、==それが一番よい==です。むしろ、看護師が1人で勤務しているような状況であれば、そうしなければならないでしょう。

　ですが…私は先にベッドサイドへかけつけることのほうが多いです。
　なぜなら、ベッドサイドに行くことが一番大事だと思っているからです。

　確かに、VFは、除細動をしないとまず止まりません。除細動が早いほど蘇生率が高いのは、世界的にいわれているまぎれもない事実です。
　ただ、応援を呼びながら走れば、自分がベッドサイドに到着して間もなく、すぐに応援が来てくれます。
　DC（AED）パッドにしても、貼っている間は胸骨圧迫をする必要があり（BLSやACLSでも、パッドを貼っている間は胸骨圧迫をしていますよね）、==蘇生のガイドラインで、最もエビデンスが高いのは胸骨圧迫==です。
　蘇生率は、胸骨圧迫が1分遅れるごとに10％下がります。3分遅れたら脳死状態に陥ります。数十秒のDCの遅れよりも、もたもたして胸骨圧迫を始められないほうが問題だと思います。

　AEDは医師の指示なしで、看護師が行うことができますが、DCは基本的に医師の指示がないと行えません。ルート確保やカテコラミン投与も、基本的に医師の指示がなければ行えません。
　最初から時間をロスしながらDCや救急カートを持っていくよりは、身軽にベッドサイドへ行って==即座に胸骨圧迫を開始==し、応援が来てから除細動を行ってもよいと私は思っています。

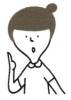

「基本的に」というのは、緊急時には、看護師が医療行為を行っても、医師法違反にならないケースがあるからです。

　急変で最も問題になるのは、「==誰もベッドサイドにいなかった==」ことです。まず、ベッドサイドに行きましょう。

02. その他の不整脈別 ベッドサイドでの観察と対応ポイント

「その他」とはまとめすぎですが、それでいいのです。不整脈の治療が必要かどうかは「患者さんの状態（血行動態）」によります。きちんと観察をするための準備をして、ベッドサイドへ行きましょう。

ベッドサイドへ行ったら、意識レベルと症状の観察、バイタルサイン測定をしますが、このときの脈拍測定は、必ず1分間行います。「不整」脈ですから、15秒測って4倍や、10秒測って6倍するのはナンセンスです。

心房細動（AF）では、バラバラに脈が触れます。期外収縮では、脈がとぶ（結代もしくは結滞といいます）、リズムがずれる、などが重要な情報になるので、1分間きちんと測りましょう。

体温は関係ないように思いがちですが、発熱が誘因となっているケースもないわけではありません。血圧、脈拍、呼吸、体温、症状をひととおり観察し、とりあえず命に直結する問題や急変の可能性がないことを確認してベッドサイドを離れ、報告の準備に入ります。

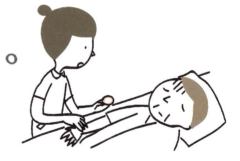

モニター上のHRは80台なのに、実測は50台か。脈拍も弱いし血圧ももっと下がりそう。危ないな…。

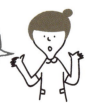

ただし、心室性期外収縮の「R on T」型の場合は例外です。これを見たら、ドクターコールをしつつ、救急カートやDCを準備して、急いでベッドサイドに行ってください。（p.64）

では、不整脈ごとに、ベッドサイドでどういう点を観察するか、何をすればよいかを考えていきましょう。

❶ 上室性期外収縮（SVPC） →p.26〜31参照

　心房性期外収縮（PAC）でも、房室接合部性期外収縮（PJC）でも、ほとんど血行動態を崩すことがありません。バイタルサインと症状を観察し、症状が軽ければ様子を見ます。

　治療は、まず行いません。抗不整脈薬には催不整脈作用があるため、状態が安定しているときは使いません。患者さんがナーバスになっている場合には、抗不安薬を使うこともあります。

　ただし、PACは、==頻度が上がってくると、心房の興奮性が高まって、AFに移行する可能性があります。==散発してきたら、まめにモニターチェックしましょう。

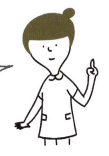

PVC同様、PACにも2段脈がありますが、こちらもほとんど悪さをしないので治療することはまずないです。

ちょっとレベルアップ！

　ほとんどのケースで経過観察になる上室性期外収縮。なぜ、起こるのでしょうか。原因はさまざまありますが、多くはストレスによるものです。その他、飲酒やカフェイン摂取などでも起こります。

　気をつけたいのは、肺疾患や心臓の弁疾患によって心房に負担がかかって起こるケースです。上室性期外収縮の裏に、器質的な疾患が隠れていることもあるので、「心室性ではないから」と安心せず、しっかり患者さんを観察しましょう。

❷ 心室性期外収縮（PVC） →p.32〜37参照

単発であれば、まず問題ありません。

あるケースでは、激しい動悸の訴えがあり、ホルター心電図（24時間とれる心電図）を行ったところ、2万発のPVCが出ていましたが、治療はしませんでした。

PVCは、治療を行うケースは多くありません。PVCには、リドカインがよく使われますが、リドカインを使ったほうが、何もしないより予後が悪いという報告（CAST試験, 1991年）もあります。

> **役立つ豆知識**
> ホルター心電図とは、24時間装着して不整脈が出ているかをみるためのもの。不整脈はリアルタイムで心電図をとらないとつかまえられないため、症状が出た時間や行動のすべてを記録し、波形と合わせて分析します。

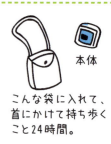

本体

こんな袋に入れて、首にかけて持ち歩くこと24時間。

PVCで治療が必要となるのは、主に2つです。

1つは、==連発するもの==です。PVCは、3発以上続くと「VT」と呼び名が変わります。VTを起こすと対処が大変なので、連発した時点で医師に報告します。

2つ目は、==R on T==です。==1発でもVT、VFに移行する可能性が高い==です。これが出たら、すぐに医師へ報告し、救急カート、除細動器、ポータブルモニターを持ってベッドサイドへ急ぎます。

治療が必要なPVCは、虚血性心疾患、心不全など、心疾患の既往をもつ患者さんに多いので、注意して観察しましょう。

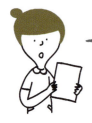

特に、虚血性心疾患の既往に注意!!
不整脈の出現が、==虚血の発作を教えてくれる==ことが多いです。

モニター心電図だと、ビミョーなST変化はつかみにくいのです…。

❸ 発作性上室性頻拍（PSVT）→p.38〜43参照

発作性心房頻拍（PAT）の場合

　持続せず、心拍数が120程度であれば、経過観察になることが多いです。PATから致死性不整脈に移行することはほとんどありませんが、持続している場合は治療が必要になります。

　一過性で、症状もバイタルサインも変わりなければ、事後報告でいい場合もあります。夜間や、医師が他の患者さんを診ているときは、あわてて報告するよりも、患者さんをしっかり看ていましょう。

　状態が変化した、続いている、など、血行動態を変えることが予測される事態が起こったときは、早めにコールします。変化がなければ、医師が落ち着いてから簡潔に報告しましょう。

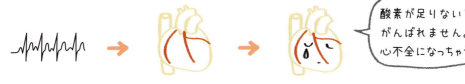

房室接合部性頻拍の場合

　一過性で、すぐに止まれば経過観察になります。しかし、PATと同じ「上室性」の不整脈でも、房室接合部性の場合は高頻拍であることが多く、症状も強く、血行動態も変わりやすいので、持続するようであれば治療を行います。

　PSVTと思われる波形を見つけた場合は、すぐに患者さんを観察し、ドクターコール、ルート確保などの準備もしておきましょう。

房室接合部性頻拍の原因は、リエントリーによるものが多いので、これを断ち切るような治療が必要になります。根本的な治療はカテーテルアブレーションですが、ここではベッドサイドでの治療について説明します。

　ベッドサイドでできることは、リエントリーを止めることです。まずは、薬を使わず、「神経刺激」を試みます。房室結節は、「迷走神経」の影響を強く受けます。この神経を刺激すると、体をリラックスさせようと、心拍を抑える力がはたらくので、房室伝導がゆっくりになるのです。

　具体的には、息をこらえたり、顔を水につけますが、後者は、病棟で行うには現実的ではないですね。眼球や頸動脈を圧迫する方法もありますが、反射が強すぎると意識を失うことがあるので、看護師が行うことは推奨しません。

神経刺激の方法

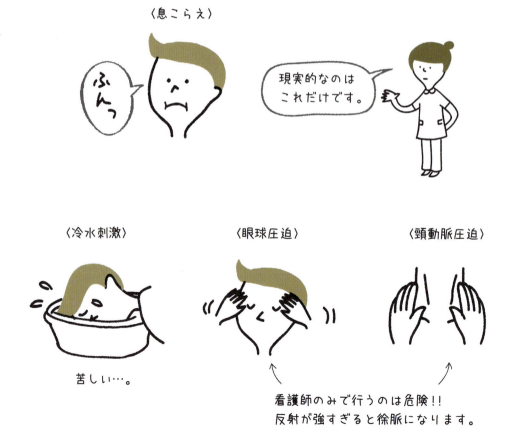

神経刺激でもリエントリーが止まらなければ、薬を使います。①「リエントリー」に反応しにくくする方法と、②一時的な「房室ブロック」をつくる方法があります。

　①の場合は、ワソラン®（ベラパミル塩酸塩）を使います。房室結節の興奮には、カルシウムが必要です。カルシウム拮抗薬であるワソラン®を使うと、房室結節が興奮しづらくなり、リエントリーに反応できなくなって、頻拍が止まりやすくなります。

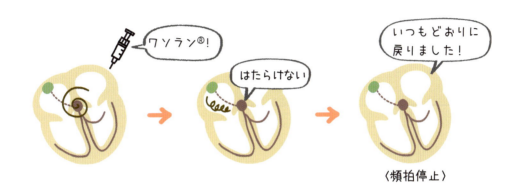

　②の場合は、ATP（アデホス）を使います。一時的な房室ブロックの状態にすることで、リエントリーを止めます。
　ATPは、効くのも、薬効が消えるのも早いのですが、強い薬です。房室ブロックが、一時的であればいいのですが、うっかり効きすぎると、そのまま完全房室ブロックの状態になってしまうこともあるので、投与量には注意が必要です。

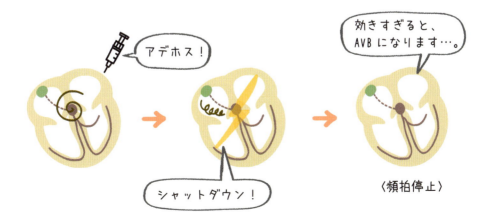

ここで1つ、覚えておきたいことがあります。p.43に出てきた、WPW症候群の話です。
　WPW症候群は、PSVTを起こしますが、ワソラン®は使いません。むしろ、「禁忌」に近い薬剤です。

　WPW症候群では、Kent（ケント）束という副伝導路があります。これが刺激を早く伝えることで、頻拍を起こすのです。
　ワソラン®が、Kent束の伝導を抑制できればいいのですが、本来維持するべき「房室結節の伝導」のほうを抑制してしまうのです。このため、Kent束からの刺激のみが伝わるようになり、リエントリーよりも早い刺激伝導がなされて、頻拍を悪化させてしまいます。

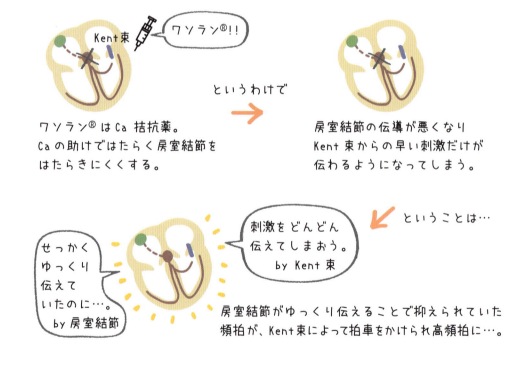

　同じような波形なのに、治療が正反対、というのは厄介ですね。WPW症候群を見かけることは少ないと思うのですが、万が一の可能性を考えて、PSVTを目撃したら、デルタ波があるかないかを見てみましょう。デルタ波を見つけて、ワソラン®投与を止めることができたら、もはや心電図のエキスパートです。

役立つ豆知識

基本的に、抗不整脈薬を投与するときは、「モニターを見ながらゆっくり」です。

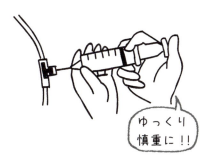

※抗不整脈薬の過剰投与、急速投与による死亡事故は数多く報告されています。

抗不整脈薬には、「催不整脈作用」があるので、できれば薬を使わずに止めたいですし、薬を使わなければならないとしても必要最小限の量にとどめたいのです。不整脈が止まったら、それ以上薬を入れないのが一般的です。

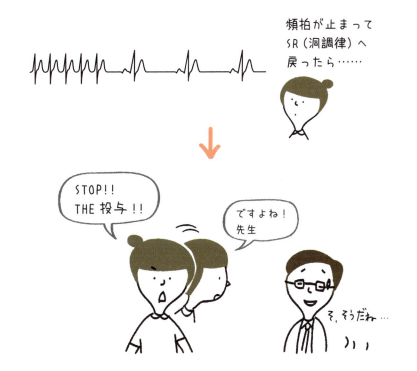

❹ 心房細動（AF）→p.45〜47参照

　発作性心房細動（PAF）のある患者さんで、すぐに止まるような場合は、経過観察になることが多いです。

　AFは48時間以上持続すると慢性化しやすいため、以前は、薬剤を積極的に使用していました。しかし、抗不整脈薬はリスクも高く、薬剤で治療（薬剤的除細動）できる患者さんも多くないため、現在は、ワーファリンという抗凝固薬の服用で血栓予防をし、3週間以上経ったところで、除細動をするのが一般的になっています。

> **役立つ豆知識**　ワーファリンは、食事内容・量の変化で効果が変動しやすく、出血リスクも高いため、現在は、NOAC（novel oral anti coagulants）という、新しい経口抗凝固薬が期待されています。プラザキサ®、イグザレルト®、エリキュース®、リクシアナ®です（※2015年9月現在）。

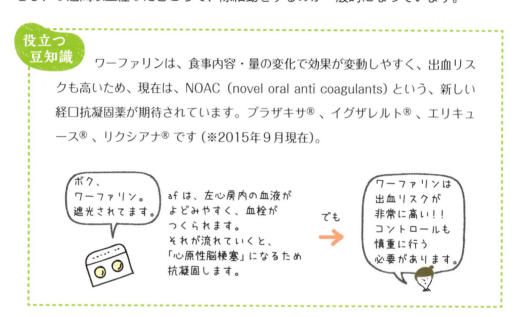

　もともとAFがある患者さんであれば、ほとんどのケースでワーファリンを服用していると思われるので、AFの一番の問題である血栓形成のリスクは高くありません。そのため、血行動態が安定しているのに、あわてて治療をするのは得策ではありません。AFは、波形は派手ですが、頻脈、徐脈でなければ、血行動態を著しく崩すことはあまりないです。

　AFで、ただちに治療を検討するのは、頻脈と徐脈のケースです。

　頻脈になると、冠血流量が減ります。さらに、心房の収縮によって送られるべき1/4程度の血液量も減るので、冠状動脈に送られる血液量がさらに少なくなります。血液を送る因子が2つも阻害されるので、心臓の酸素が足りなくなります。この状態が続くと、心臓が疲れ果てて、心不全を起こしてしまうため、早めの対処が必要です。

頻脈の治療としては、心拍数を正常に戻すように、ジギタリス製剤、カルシウム拮抗薬、β遮断薬などを使用します。心臓外科の手術後で、心房の興奮性が高い場合などは、早めに除細動をして、サイナスリズムに戻すこともあります。

しかし、現在の主な治療は、

「リズムコントロール」よりも、「レート（HR）コントロール」です。

血行動態が保たれていれば、サイナスリズム（正常洞調律）に戻そうと無理な治療を行うより、心不全にならないよう、薬剤で心拍数を正常範囲内にコントロールをしつつ、ワーファリン内服で血栓予防をし、血栓の心配がなくなる時期を過ぎてから除細動を行うほうが安全です。

抗不整脈薬には、催不整脈作用があり、強い薬であるほどリスクも高いのです。HR（心拍数）が正常範囲ならば、血行動態が崩れることは少ないので、除細動を第1選択にすることはまずないと思います。

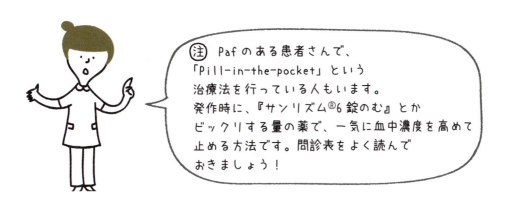

注 Pafのある患者さんで、「Pill-in-the-pocket」という治療法を行っている人もいます。発作時に、『サンリズム®6錠のむ』とかビックリする量の薬で、一気に血中濃度を高めて止める方法です。問診表をよく読んでおきましょう！

頻脈性のAF（AF tachy エーエフタキ）が出たら、まず、ドクターコールをし、ルート確保の準備をします。比較的症状が強い不整脈なので、不安を最小限にできるように努めたいですね。

徐脈性のAF（AF brady エーエフブラディ）は、本来ペースメーカーの適応です。心拍数と血行動態によっては、緊急で一時的ペーシング（p.80）を行うこともあります。ドクターコール、ルート確保の準備に加えて、カテーテル室へ行く準備なども考えて動けるといいですね。

❺ 洞不全症候群（SSS） →p.54〜57参照

洞性徐脈（S.brady＝Synus bradycardia）

　HR20〜30回／分の高度な徐脈でない限り、血行動態は崩れないので、経過観察になります。

　高度な徐脈を見たら、患者さんを観察し、医師へ報告。待っている間にルート確保などの準備をします。

　<mark>高度な徐脈の場合は、アトロピンの投与</mark>をします。アトロピンが効かなければ、体表ペーシングをします。これは、除細動器についている機能で、除細動と同じようにパッドを貼り、表面から電気刺激を送って心拍をコントロールするものです。痛みを伴い、また、反応しなくなる可能性もあるので、一時的ペーシングを入れるまでの間の緊急的な処置になります。体表ペーシング中は、モニター心電図がペーシング刺激の波形になるので、患者さんの状態に注意が必要です。まめに訪床し、バイタルサインを確認しましょう。

　体表ペーシングにも反応せず、血行動態が保てなくなるようであれば、緊急一時的ペーシングの適応になります。

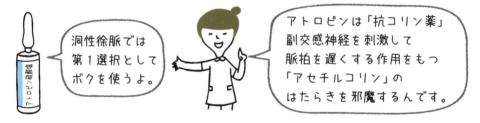

洞房ブロック（S-A block）、洞停止（S.arrest）

　ペースメーカーの適応ですが、夜間は、血行動態が保たれていれば緊急で行うことはまずないです。

　洞房ブロックは、急変することはまれですが、洞停止は長さや頻度によっては危険な状態になります。洞停止に対しては、体表ペーシングをいつでも行えるよう、除細動器をベッドサイドに置き、指示が出たらすぐ動けるよう準備をしておきましょう。

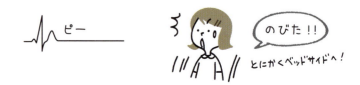

徐脈頻脈症候群（BTS）

治療が難しいです。頻脈を抑えれば徐脈が悪化し、徐脈を改善すれば頻脈が悪化…。

徐脈時の保険として、ペースメーカーを植込み、頻脈で血行動態が崩れたときに、心拍数を抑える治療を行えるようにします。ただ、夜間に緊急で行うことはまれです。

このBTS、多くは徐脈と頻脈を繰り返すのですが、たまに、頻脈が止まって基線が平坦になり、徐脈になるかな〜とモニターを見ていたら、平坦なまま…などということもありうる不整脈です。BTSが出るのは心機能がかなり悪い状態なので、一気に心停止に陥ることがあります。心肺蘇生をする可能性を頭に入れておきましょう。

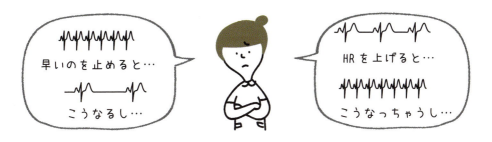

⑥ 房室ブロック（A-V block、AVB） →p.58〜62参照

Ⅰ度房室ブロック（Ⅰ°AVB）

血行動態が崩れることはほぼないので、無治療で経過観察です。

既往症にもっていて入院してくることが多いですが、病棟で発症した場合は、早めに医師へ報告しましょう。夜間なら、朝一番の報告でも問題ないです。ただし、急に発症した場合、Ⅱ度への進行がないか波形を注意して見ておく必要があります。

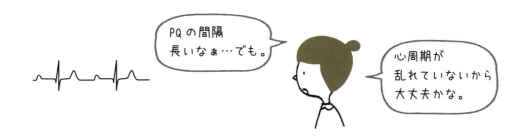

Ⅱ度房室ブロック（ウェンケバッハ型、モービッツⅡ型）

ウェンケバッハ型は著しく血行動態が崩れることがないので、経過観察です。

モービッツⅡ型は、高度房室ブロックへ移行する可能性があるので、患者さんを観察しつつ、ただちにドクターコールします。高度房室ブロックでは緊急一時的ペーシングを行うことを考え、カテーテル室への搬送の準備をしておく必要があります。

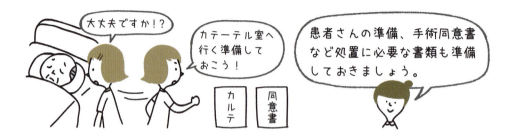

完全房室ブロック（コンプリートAV block）

基本的に緊急一時的ペーシングの適応です。まずは、バイタルサインなど循環動態を観察し、緊急性の有無を確認します。アダムス・ストークス発作という、意識消失発作が出やすいので、ベッドサイドから一歩も離れずに医師の到着を待ちましょう。他の看護師に、緊急のカテーテル室搬送の準備を依頼し、すぐに処置できるようにしておきます。

役立つ豆知識

通常、私たちがペースメーカーと呼んでいるのは、ジェネレーター（本体）に、リードが付いている「恒久的ペースメーカー」のことです。しかし、ペースメーカーを植込むのは、どんなに早くても1時間程度はかかります。また、感染に注意が必要であり、万全の体制で行う必要があるので、緊急でペーシングが必要なときは、一時的ペーシング（テンポラリー）を行います。

一時的ペーシングは電極のついた簡易的なリードを心筋にねじ込みます。これは、心臓カテーテル検査室で医師が行います。これだと、15分程度でできます。一時的ペーシングでその場をしのいで、状況を見て早めに恒久的ペースメーカーを植込む段取りをします。

その4 ベッドサイドで看護師は何をするの？

03. ドクターコール時は、何を報告すればいいの？

　看護師が嫌う業務の1つ、「ドクターコール」。私も、大の苦手です。こちらが「報告したいこと」と、医師が「欲しい情報」に差があった際に、いろいろ聞き返され、怒られることも多いからです。

　というわけで、ドクターコールの際に、医師が「欲しい情報」を的確に報告できるように、学んでおきましょう。

（ 不整脈が出た際に、最低限医師に報告すべきこと ）

❶ 患者さんの情報（年齢、疾患、実施している治療、服薬内容など）
❷ 現在出ている不整脈の種類と、いつからはじまったか
❸ バイタルサイン
❹ 不整脈や循環器疾患の既往
❺ 検査データ（主に血清カリウム値！！）
❻ 症状の有無
❼ その他気になること

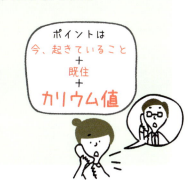

ポイントは
今、起きていること
＋
既往
＋
カリウム値

　これらは、「治療が必要か、様子を見ていてよいか」を判断する基準になります。不整脈は、「出ること」が問題ではなく、「血行動態を崩すこと」が問題なのです。そのため、バイタルサインに変化がなければ、様子を見ていてよいものもあります。既往があれば循環器科の協力が必要になる場合もあります。

　血清カリウム値は特に重要で、値が正常値を外れると不整脈が出やすくなります。

さらに、「すぐに行かなければいけない状況か」を判断するためにも、これらの情報は必要です。医師は、多くの担当患者さんを受け持っています。当直帯であれば、自分の科の患者さんのほとんどを診る状況になるので、報告がきちんとできていないと、緊急事態でもそうとらえてもらえず、医師が来ないことにもなりかねません。

よい報告例を挙げてみましょう。

「○○病棟の××です。407号室の直腸がんでご入院中の75歳男性の○○さん、今日で術後3日目です。PVCが10分程前から散発しています。ショートランも、2度ほど見られました。血圧101／56mmHgでいつもと同じぐらいです。モニター上のレートは62、脈は不整で54回、呼吸は16回、発熱はありません。以前、健診で不整脈を指摘されたそうですが、無治療で、術前検査も問題ありません。今日の夕方のデータで、カリウムは3.5。『ときどきドキっとする』そうです。1日の尿量が3500mLだったので、カリウムが下がっているのかもしれません。」

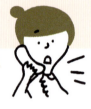

あくまで例ですが、ここまで言えれば、なぜ、PVCが連発しているのか、大体つかめます。

この報告の場合は、おそらく、術後の利尿期によって、尿量が増えて血清カリウム値が下がったことで不整脈が起こっているのだろう、と予測できます。夜間でも、血液ガスの機器を使えば数分で血清カリウム値をみることができるので、すぐに検査をして原因を確かめ、対症療法を行うことができます。実際はここまでいう前に、医師のほうから「既往はあるの？」「カリウムの値は？」と聞いてくれると思います。

聞かれそうなことの❶〜❼を整理しておくだけでもいいと思います。特に、==カリウム値は絶対に欲しい情報だと思いますので、最新データを必ずチェックしておきましょう。==

04. 医師がよく言う、「また何かあったら報告して」の「何か」とは?

その4 ベッドサイドで看護師は何をするの?

　不整脈の報告が終わり、経過観察になりました。しかし、医師は、「また"何か"あったら連絡して」といって電話を切りました。観察は続けるものの、「どうなったらまた報告すればいいの?」と悩んだ経験がある人は多いと思います。

　医師が言う「何か」とは一体何なのでしょう。思い出してください。不整脈を治療するかどうかは、「血行動態」にかかっています。ということは、「血行動態が崩れる、もしくは崩れそうな状態に近づいている」ときに、報告することが必要になってきます。

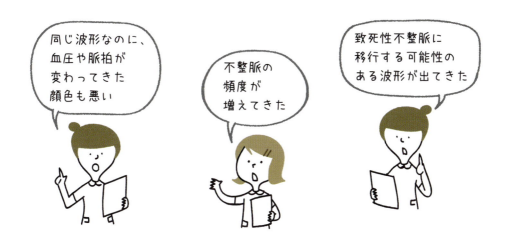

　このような状況になると、血行動態が崩れはじめるのは時間の問題、と判断できます。致命的な事態が起こる前に、まだ猶予があるうちに報告しましょう。
　致死性不整脈に移行する可能性のある波形が出てきたら、ただちに心肺蘇生が必要な状況に陥ることがあるので、絶対にベッドサイドを離れないようにしましょう。

役立つ豆知識

臨床でよく聞く「除細動」。いったいなんなのでしょうか。

　答えは、「心臓を止める」器械です。ちょっと言いすぎました。専門的に言うと、「心筋の電気活動をリセットする」器械です。

　除細動を行う主な不整脈は、心房細動、心室細動（心室頻拍も）です。これらは、心筋細胞がいうことを聞かず、やりたい放題にエネルギーを出している状態です。その刺激を一度リセットするのが除細動で、心筋細胞が出しているエネルギーよりも強いエネルギーで押さえ込むのです。そのため、ときとして、そのまま心停止になってしまうこともあります。

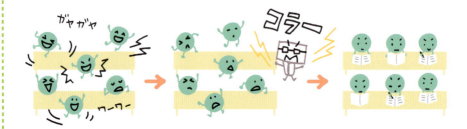

　ちなみに、除細動にはありがたくない副産物が2つあります。

　1つは、心機能を下げることです。心筋細胞の電気活動を押さえ込めるぐらいのエネルギーを外からぶつけるのですから、当然、心筋細胞にも影響が出ます。除細動した後に、CK（クレアチンキナーゼ）をとると、数値が上がっています。これは、心筋細胞が破壊されたという状況を表しています。

　2つ目は、やけどです。皮膚表面から強いエネルギーをぶつけるのですから、皮膚にも影響を及ぼします。やけどがひどくならないように、パッドを剥がした後は、医師の指示のもと、リンデロン®などのステロイド軟膏を塗ってください。

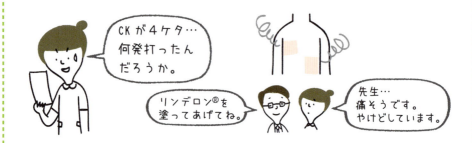

その5

もうワンステップ登ってみよう

 ここまでを読んで、不整脈とその対処法、看護についてなんとなくわかっていただけたら、実際に臨床で看護に活かすことができると思います。
ここでは、さらに学習を深めるため、もう一歩踏み込んだ知識と、それに見合った実際の症例を挙げていきます。
みなさんが今後、臨床で心電図を看護に活かすにあたって、参考になればと思います。

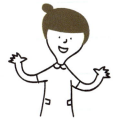

01. 電解質異常と心電図の関係

電解質の変化は、心臓の電気活動に影響を及ぼします。なかでも、一番注意したいのは「カリウム」です。正常値を外れると、不整脈が出るリスクが高くなります。

急性期の患者さんでは、頻繁に血液検査を行いますが、慢性期の患者さんは、そう頻繁には行いません。いつの間にか、徐々にカリウム値が下がっていて、不整脈が出てから検査して気づく、というケースもあります。

そうなる前に気づく方法は、「QTcを測る」ことです。

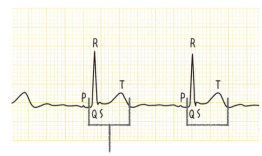

QRS波の始まりから
T波の終わりまで

QTcとは、「補正QT時間」のことです。

QT時間というのは、読んで字のごとく、心電図のQ波からT波までの時間です。

QT時間というのは、測った時間そのものなので、心拍の早さに影響されてしまうのです。心拍が早ければ当然短くなり、遅ければ長くなります。

本当にQT時間が変化しているのかを知るためには、心拍数の影響を除く必要があり、数学のように「補正」をかけて、計算しなおします。心拍数の影響を補正して、計算して出たものを「QTc（補正QT時間）」といい、正常値は0.44秒以下です。

QTcの計算式です。私は文系なので覚えられず、いまだにメモをもっています。

$$QTc = QT時間（秒） / \sqrt{RR時間（秒）}$$

次の心電図は、どちらもカリウム値は正常値です。しかし、QT時間は異なっています。

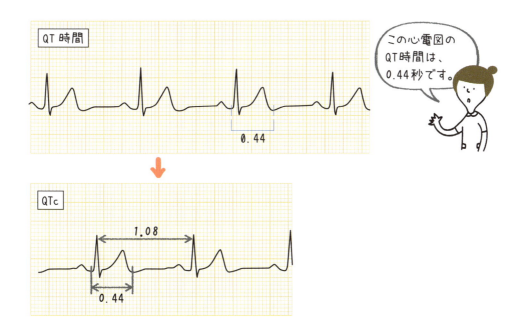

0.44÷√1.08　となり、QTcは0.42秒ですね。

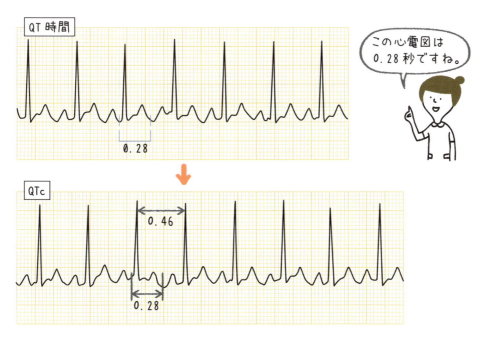

0.28÷√0.46　となり、QTcは0.41秒です。

　2つの心電図のQT時間はかなり差がありましたが、心拍を補正するとだいたい同じになり、正常値であることが導き出されます。
　1つ症例を紹介しましょう。

症例

人工呼吸器装着、1日に3回の経管栄養、24時間モニタリング、軽い心不全でラシックス®（フロセミド）錠20mgを1日1回朝に内服していた慢性期の患者さんがいました。

あるとき、看護師は心電図になんとなく違和感を覚えました。しばらく前に経管栄養剤が変更になったことを思い出し、QTcを測定したところ、0.55秒とかなり延長していたため、医師へ報告。採血の結果、血清カリウム値が3.0mg／dLと、低カリウム血症だったため、アスパラギン酸カリウムの内服開始となり、不整脈が出ることなく、カリウム値は4コンマ台まで回復しました。

カリウム値が正常化した後も、看護師はQTcを測っていましたが、徐々に短くなり、0.40まで短縮されました。

解説

ラシックス®（フロセミド）という利尿薬の副作用に、低カリウム血症があるのは有名です。ラシックス®を使っている患者さんで、頻繁に血液検査が行われない場合は、心電図を注意してみる必要があります。

しかし、じつは、この症例のポイントは他にあります。「経管栄養剤の変更」です。経管栄養剤は、たくさんの種類がありますが、すべて組成が異なるため、変更後、しばらくしてから、電解質や微量元素の変化が起こってくることがあります。看護師は、それを知っていたため、注意深く心電図を観察していたとのことでした。

この患者さんは慢性期で、あまり頻繁に検査は行われていませんでした。QTc延長を心電図から見抜き、致死性不整脈が出る前に対処できたのは、看護師のファインプレーのおかげでしょう。

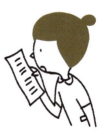

データが著しく変わるときって、「これのせい！」ではなくて、複数の原因が隠れていることのほうが多い気がします。

注 QTcを変化させるのは主にカリウムですが、カルシウムや薬剤など、他にも影響を与えるものもあります。カリウム値が正常なのにQTcがのびていたら、他の原因を考える必要があります。

02. 医原性不整脈

　「医原性不整脈」とは、読んで字のごとく「医療を原因とした不整脈」です。じつは、かなりの頻度で起こります。
　p.75で触れましたが、抗不整脈薬には催不整脈作用があり、不整脈を抑えようと薬を使った結果、元の不整脈より重症な不整脈を引き起こすこともあります。
　他にも、電解質バランスを乱し、不整脈を引き起こす薬剤もあります。

症例 ❶

　心房細動により、ベプリコール®（ベプリジル、カルシウム拮抗薬の一種）を処方されていた患者さんです。徐々に状況がよくなっていたので、外来の受診の期間を延ばしたところでした。
　「この前、意識がなくなって駅で倒れた」と、予約外で受診し心電図をとりましたが、そのときは洞調律だったので、ホルター心電図を装着して帰りました。
　24時間後、ホルター心電図を外しに来てすぐに解析を始めた結果、多形性心室頻拍（TDP）が出ていました。

症例 ❷

　CABG（心臓血管バイパスグラフト術）後の患者さんです。
　術後よりPVCショートラン（これは俗語で、本来は、PVCが3連発すればVT）が頻発し、オリベス®、リドカイン、アミオダロン持続投与など、いろいろ試しても変わらないという申し送りを受けました。
　内服に切り替えることになり、アンカロン® 100mg錠が朝夕1錠ずつ処方されました。心電図を見たときになんとなく違和感をおぼえた看護師が、QTcを測ってみると、0.50でした。
　心臓外科の主治医に報告し、アンカロン®投与は中止となり、他の抗不整脈薬も中止したところ、PVCは減り、順調に回復しました。

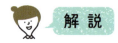

　症例❶のベプリコール®と症例❷のアンカロン®は、抗不整脈薬でもありますが、QT延長をもたらす副作用をもつ代表格です。QT延長では、多形性心室頻拍（TDP）や心室頻拍（VT）を引き起こしやすいので、このような副作用がある薬剤を使っている患者さんが入院してきた場合は、必ずモニターをつけるようにしましょう。

症例 ❸

　肝硬変のため、グリチロン®を内服していた患者さんです。心肺停止で救急搬送されてきました。
　モニター上、VFだったため、除細動をかけ、サイナスリズムに戻りましたが、緊急の血液検査で血清カリウム値が2コンマ台に低下していました。

　消化器の薬剤で不整脈が起こったのは、私の経験上この1例のみですが、きっと他にもあると思います。循環器薬剤でなくても、副作用を理解し、電解質異常などから不整脈を誘発する作用があるものは気をつけないといけないですね。

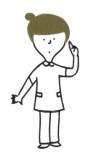

肝機能が悪い人に強ミノを使うことがありますね。この薬剤でK^+が少し下がった症例を何度か経験しています。

強力ネオミノファーゲンC
強ミノC
などいろいろな呼び方が
あります。

次の2つの症例は、薬剤について知識が乏しかったために、医原性不整脈を引き起こしたケースです。看護師はどうすればよかったのでしょうか。

症例 ❹

消化器疾患術後、血圧が低くてDOA（ドーパミン受容体作動薬）を使用していた患者さんです。

血圧が許容範囲内に上昇したため、DOAを中止し、点滴ルートをヘパリンロックするよう医師から指示が出ました。その際、看護師は、通常のヘパリンロックのように、点滴ルートの三方活栓からヘパフラッシュ®キットで静注しました。

点滴ルートに残っていたDOAが一気に押し込まれ、急激に心臓が興奮してVTを引き起こしました。VTが長時間持続したため、心不全となり、CCUへ緊急搬送となりました。

解説

メインルートに使用されるリンゲル液や、側管から投与されることが多い抗生物質などは、コンマ数ccの残液が一度に血管内に押し込まれても、まず問題ありません。しかし、ヘパリンロックで一気に押し込まれる量がコンマ数ccでも、致死性の不整脈を誘発する薬剤があります。それは、「カテコラミン（アドレナリン、ドパミン、ドブタミンなど）」です。

カテコラミンは、自然界、体内両方に存在する物質です。心臓を刺激する作用（強心作用）があり、ごく微量で効果を発揮するため、点滴ルートに残ったわずかな残液でも、心臓に作用し、急激に心室の興奮を高めて、VTやVFといった致死性の不整脈を誘発することがあります。

ちなみにこのリスクを起こした看護師は、経験を十分に積んだベテランでした。循環器の経験がなく、強心薬が不整脈を誘発することや、正しい投与方法について不勉強だったため、このような事態になってしまいました。

症例 ❺

　泌尿器科の医師より、循環器科の医師にコンサルテーションがありました。術後より徐脈が見られており、30回／分を切っているとのこと。もともと、軽い心不全があったのですが、術前検査の段階では落ち着いており、問題なく手術も終わりました。

　循環器科の医師が、SSS（洞不全症候群）を疑い、急いで採血、心電図、X線、心エコーなどを行ったところ、心電図、X線、心エコーは問題なし。蓋を開けてみれば、ジゴキシン濃度が4.0ng…。ジギタリス中毒による徐脈でした。

解説

　術前検査で心臓に問題がなくても、ジゴキシンを服用しているということは、心臓の状態はよいとはいえないと判断できます。また、ジギタリス製剤は安全域が狭く、血中濃度のモニタリングが重要といわれている薬剤です。手術という、体内の恒常性を失うイベントがある場合は、手術直前に血中濃度を測っているか、値はいくつか、副作用を助長するリスクはどのくらいか、アセスメントして観察しておく必要がありました。

　直接の原因は、医師の判断ミスです。しかし、観察しているのは看護師です。モニター上、徐脈になった際に、患者さんの情報からたくさんの可能性を考える必要があります。看護師が内服薬に関する知識をもって、モニターを観察していれば、もっと早期に対応ができたかもしれないケースでした。

その6

心電図の略語を
しっかり覚えよう

 最後に、心電図に関する略語を
おさえておきましょう。
略語は、そのまま覚えるだけだと、
使わなくなった途端に忘れてしまいます。
忘れない記憶にするためには、
なぜ、そのように略されているのかを
知ることが大事です。

その6　心電図の略語をしっかり覚えよう

01. 略語は元の意味から覚えよう

　私が新人のころ、医師に、「略語はそのまま覚えずに、元の英語を必ず調べておくこと」といわれましたが、そのことが、今、本当に役に立っています。
　知らない略語に遭遇しても、その前後のニュアンスでわかりますし、略語ではない医師の会話が、なんとなく理解できるようになりました。

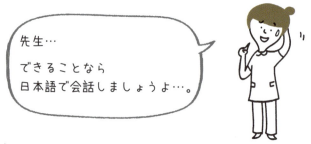

　例を挙げますね。
　循環器科での勤務をはじめた新人のころ、カルテに、「RBBB」と書かれていました。先輩に、「これ、何かわかる？」と聞かれました。
　はじめて見た単語でしたが、「脚」のことを、「bundle branch」ということを勉強していたので、「そんなにBが連発する単語って脚しか思いつかないなぁ。Rが前に付くから、右脚かな？　右脚といったら、続くのはブロックしかないか……」とひらめき、「右脚ブロックです」と自信もないのに堂々と答え、ほめられた経験があります。その後、「IRBBB」「CRBBB」と目にしても、「incomplete（不完全）とcomplete（完全）だな」などと、自分の引き出しから略語を読み取ることができました。

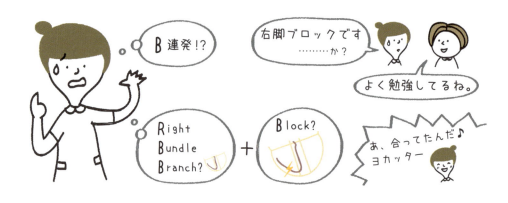

循環器領域で、心筋梗塞のことを、「MI」といいますね。これは、「myocardial（心筋の）infarction（梗塞）」です。

　これを覚えていたので、循環器から混合病棟へ異動したばかりのとき、脳神経外科の患者さんのカルテに「病名：CI」と書かれていましたが、「Cはcerebral（脳の）で、Iはinfarction（梗塞）だ」と、すぐに理解できました。

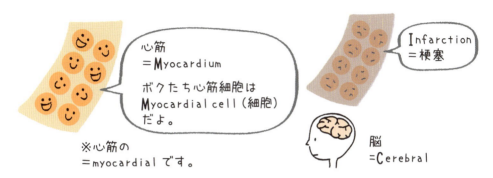

　略語を単純に暗号として覚えるのではなく、このような考え方をすると、忘れないですし、法則を見出せて、「1を聞いて10を知る」勉強の仕方ができます。

役立つ豆知識

　心電図波形は、ほとんどがPAC、PSVTなど、元の英語の頭文字をとった略語の表記で呼ばれます。しかし、例外として、元の英語の略で呼ばれるものもあります。

例外1

　循環器病棟以外ではあまり見かけない「心房粗動」。以前は、心房細動は「af」、心房粗動は「AF」と大文字にして区別していましたが、現在は、国内外で「AFL」と表記されることが多くなっています。臨床では、「エーエフ」「エーエフエル」とはいわずに、英語の後ろの部分をとって「フラッター」ということが多いです。

例外2

　心静止「asystole」は、頭文字を取った略語表記がありません。「エーシストール（アシストール）」と読みますが、臨床では、「エーシス」ということが多いです。

02. 心電図の略語を意味からおさえよう

心電図でよく出てくるアルファベットを集めてみました。

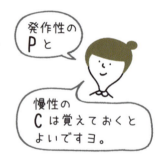

🔵 場所を示すもの

- **S** = Sinus　サイナス（洞、洞結節）
- **A** = Atrium　アトリウム（心房）　※形容するときはAtrial（アトリアル）
- **V** = Ventricular　ベントリキュラー（心室）　※形容するときはVentricle（ベントリクル）
- **A-V** = Atrio-ventricular　アトリオベントリキュラー（房室）
- **SV** = Supra ventricular　スプラベントリキュラー（上室）
- **J** = Junction　ジャンクション（接合部）　※実際は、A-V Junctionと使われることが多い

🔵 形容する状態を表す名詞

- **P** = Paroxysmal　パロキスモール（発作性）
  - Premature　プレメイチュア（早すぎる）
- **C** = Chronic　クロニック（慢性）
  - Complete　コンプリート（完全）

> 発作性のPと
> 慢性のCは覚えておくとよいですヨ。

🔵 状態を表す名詞

- **R** = Rhythm　リズム（調律）
  - Reentry　リエントリー（旋回）
- **B** = Block　ブロック（ブロック）
- **T** = Tachycardia　タキカルディア（頻脈、頻拍）
- **F** = fibrillation　フィブリレーション（細動）
- **C** = Contraction　コントラクション（収縮）

> 特殊な不整脈でない限り、これだけである程度説明ができます。

例えば、「PAC」を考えてみましょう。

P＝発作性か、早すぎる　A＝心房　C＝慢性か、完全か、収縮

この場合、Aが「心房」ということは決まっています。状態を表すものも「収縮」しかありません。となると「早すぎる、発作性」のどちらかがPにあたります。

不整脈の種類の中で、「心房収縮」にくっつくのは、「早すぎる（早期）」なので、

心房の 早すぎる 収縮　➡　心房性 期外 収縮

となります。

PVCの場合は、「P（早すぎる）V（心室）C（収縮）」なので、心室性期外収縮となります。

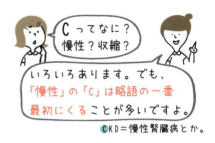

PATはどうでしょう。

P＝発作性か早すぎる　A＝心房　T＝頻拍です。早すぎる心房性の頻拍、なんとなくわかる気がしますが、発作性のほうがしっくりきます。

そうです。「paroxysmal atrial tachycardia＝パロキスモール アトリアル タキカルディア」で、心房頻拍です。

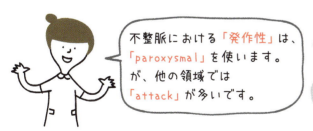

私がとても苦手なPSVTも、P＝発作性か、早すぎる、SV＝上室、T＝頻拍なので、発作性上室性頻拍と理解できます。

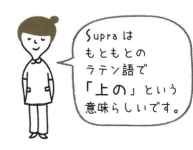

AFも、F＝細動なので、「Aの細動だから心房細動か！　Pがついたら発作性心房細動で、Cがついたら慢性心房細動だ！」とひらめきます。

　「慢性」は、さまざまな疾患で出てきますね。慢性＝chronicは、覚えておくと便利です。ちなみに、反対の「急性」は、「acute」です。「AMI（acute myocardial infarction＝急性心筋梗塞）」「ACS（acute coronary syndrome＝急性冠症候群）」など、いろいろ出てくるので、こちらも知っておくとよいでしょう。

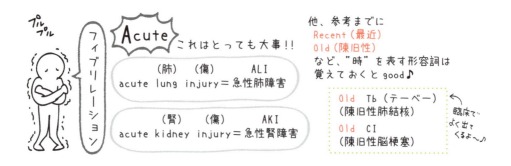

　AVBはどうでしょう。AV＝房室、B＝ブロックですね。きっとこの先、「C-AVBのため、ペースメーカー植込み施行」などと見かけたら、C＝慢性か完全、AV＝房室、B＝ブロックで、「完全房室ブロックか！」とすぐにひらめくと思います。
　ちなみに、Ⅰ度房室ブロックは、Ⅰ°AVBと略します。Ⅱ度は、Ⅱ°AVB、高度房室ブロックは、ad AVB（advanced＝進んだ AV block）です。

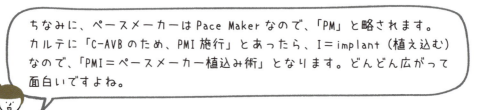

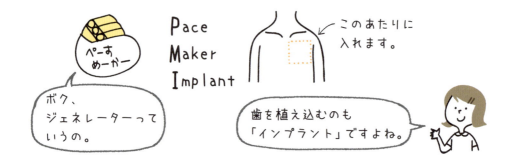

その6 心電図の略語をしっかり覚えよう

03. 知っておくと便利な不整脈の略語

よく使われる不整脈に関する略語をまとめました。

AF = atrial fibrillation　心房細動

心房から、1分間に400回以上の刺激が出ており、きちんと興奮・収縮できず、震えるような状態になる不整脈。左心室内の血液が淀みやすく、血栓ができやすい。頻脈性では、心不全を起こしやすく、徐脈性ではペースメーカーの適応になる。　→p.45, 76

AFL = atrial flutter　心房粗動

心房の興奮が、1分間に250回以上350回程度まで亢進している状態によって起こる不整脈。右心房内のリエントリーの形成が原因と考えられている。

AIVR = accerelated ideo ventricular rhythm　促進性心室固有調律

心室の自動能が亢進している状態。P波が先行しない幅広いQRS波が連続する。俗語で、スローVTという。VTへの移行や血行動態の変調をきたすことは少ないため、経過観察になることが多い。　→p.50

asys = asystole　心静止

「心停止」の4つの波形のうちの1つで、心臓の電気活動が停止した状態を指すもの。モニター心電図上、波形は平坦になる。細動を起こしているわけではないため、除細動は無効。胸骨圧迫のみ有効。ちなみに、心停止の4つの波形は、心静止、PEA（無脈性電気活動）、VT（心室頻拍）、VF（心室細動）。

AVB = A-V block　房室ブロック

房室結節で刺激の伝導が遮断される不整脈。Ⅰ度からⅢ度まであり、重症度によって対処が異なる。モービッツⅡ型以上は、恒久的ペースメーカーの適応となる。　→p.58, 79

AVNRT = A-V nodal reentry tachycardia　房室結節リエントリー性頻拍

上室性頻拍のなかで、房室結節内でリエントリーが発生して起こるもの。PSVT（発作性上室性頻拍）の一種。

AVRT = A-V reciprocating tachycardia　房室回帰性頻拍

心房と心室の間に、逆行性に伝導する回路があり、それによって起こる頻拍。PSVTの一種。

BTS = bradycardia-tachycardia syndrome　徐脈頻脈症候群

頻脈性の上室性不整脈と、高度な徐脈を繰り返す状態。いきなり心停止に陥ることがある。

→p.57, 79

C-AF = chronic atrial fibrillation　慢性心房細動

48時間以上持続するAF（心房細動）のこと。

C-AVB = complete A-V block　完全房室ブロック

心房と心室の刺激伝導が完全に途絶えた状態。洞結節はいつもどおり刺激を規則的に出し、心室は上から刺激が来ないことによって、自動能をはたらかせて刺激を出し、心房と連動しないタイミングで勝手に興奮・収縮する。

→p.62, 80

CCWR = counter clock wise rotation　反時計方向回転

心臓の位置が、先天的に反時計方向に回っているため、興奮の流れが異なり、正常と少し違った波形を示すもの。位置の異常なので、心臓そのものに器質的な問題はない。

EMD = erectro-mechanical dissociation　電導収縮解離

モニター上では波形が出ているにもかかわらず、脈拍を触知できない状態。電気活動は起こっているものの、収縮が行われていない状態を指す。PEA（無脈性電気活動）も同じ意味。

L

LBBB = left bundle branch block　左脚ブロック

左脚で、刺激伝導が途絶える不整脈。左脚は、前枝・後枝の2本があるため、どちらがブロックされるかによって波形が異なる。どちらか1本がブロックされている状態を、「ヘミブロック」という。QRS波が0.12秒以内のものを「ILBBB＝不完全左脚ブロック」、0.12秒以上のものを「CLBBB＝完全左脚ブロック」という。

N

NSVT = non-sustained ventricular tachycardia　非持続性心室頻拍

持続しないVT（心室頻拍）のこと。定義としては、30秒以内に停止するものをいう。→p.50

P

PAC = premature atrial contraction　心房性期外収縮

心房のどこかから、洞結節の規則的なタイミングより先に刺激を出され、それに続いて興奮・収縮を起こす不整脈。血行動態を崩すことはほとんどない。APCともいう。→p.27, 69

PAF = paroxysmal atrial fibrillation　発作性心房細動

突然出現したAF（心房細動）のこと。48時間以内に止めないと慢性化しやすいため、以前は積極的に薬剤を使用していたが、現在は血行動態が崩れていなければ、抗凝固療法を行った後、除細動で止めるのが一般的。→p.76

PAT = paroxysmal atrial tachycardia　発作性心房頻拍

突然出現した心房性の頻拍のこと。心房の興奮性が高まっている状態で、1か所から刺激が出ていることもあれば、リエントリーによって起こっていることもある。→p.40, 71

PEA = pulseless electrical activity　無脈性電気活動

EMDの解説参照。

PJC = premature junctional contraction　房室接合部性期外収縮

洞結節の規則的な刺激より早く、房室接合部から刺激が出され、それによって興奮・収縮が行われる不整脈。血行動態が崩れることはほとんどない。　→p.28, 69

PSVT = paroxysmal supra ventricular tachycardia　発作性上室性頻拍

上室からいきなり起こる不整脈の総称。厳密には、PAT（発作性心房頻拍）、AVRT（房室回帰性頻拍）、AVNRT（房室結節リエントリー性頻拍）に分かれるが、P波が明瞭でないことが多く、QRS波が幅狭い（narrow＝ナロウ）であれば、PSVTということが多い。

→p.26, 69

PVC = premature ventricular contraction　心室性期外収縮

洞結節からの刺激を待たずに、心室のどこかから早い刺激が出され、それによって興奮・収縮が行われている状態。頻度や形（出どころ）によって重症度が異なる。VPCともいう。

→p.32, 70

R

RBBB = right bundle branch block　右脚ブロック

右脚で刺激伝導が途絶える不整脈。QRS波が0.12秒以下のものを「IRBBB＝不完全右脚ブロック」、0.12秒以上のものを「CRBBB＝完全右脚ブロック」という。12誘導心電図をとると、V_1で、QRS波がMのような形になる（RSr´型）。

S

SR = sinus rhythm　正常洞調律

洞結節で発生した電気的興奮が正しく伝わり、それによってP波、QRS波、T波が規則正しく現れ、これが一定のリズムで営まれている状態のこと。NSR、RSRともいう。→p.22

SSS = sick sinus syndrome　洞不全症候群

3種類（①洞性徐脈、②洞房ブロック、洞停止、③徐脈頻脈症候群）あり、重症度がそれぞれ異なる。加齢などにより、洞結節の機能が衰えてくることが原因である。　→p.54, 78

SVPC = supra ventricular premature contraction　上室性期外収縮

PAC（心房性期外収縮）と、房室接合部性期外収縮の総称。　　　　　→p.26, 69

SVT = sustained ventricular tachycardia　持続性心室頻拍

VT（心室頻拍）のなかで、30秒以上持続するもの。血行動態が破綻することが多く、頸動脈が触れなければ、ただちに心肺蘇生が必要となる。　　　　　→p.50

TDP = torsade de pointes　多形性心室頻拍

VT（心室頻拍）のなかで、ねじれたような波形を示すもの。VF（心室細動）に移行しやすい大変危険な不整脈。　　　　　→p.51

VF = ventricular fibrillation　心室細動

心室からものすごい速さで勝手な刺激が出され、きちんとした興奮・収縮ができず、震えているような状態になる不整脈。血行動態は心停止と同じなので、ただちに心肺蘇生が必要となる。　　　　　→p.52, 64

VPC = ventricular premature contraction　心室性期外収縮

洞結節の規則的な刺激を待たずに、心室のどこかから勝手な刺激が出され、それによって興奮・収縮がなされる不整脈。PVCともいう。　　　　　→p.32, 70

VT = ventricular tachycardia　心室頻拍

心室の興奮性の亢進、リエントリーなどによって引き起こされる頻拍。血行動態が破綻することが多い。持続時間や形などによって4つの分類がある。　　　　　→p.48, 64

INDEX

和文

あ
アダムス・ストークス発作 …… 62

い
医原性不整脈 …………………… 89
医師が欲しい情報 ……………… 81
意識レベル ……………………… 65
異所性P波 …………………… 27, 40
一時的ペーシング …………… 77, 80

う
ウェンケバッハ型 …………… 60, 80
右脚 ………………………………… 8
右心室 …………………………… 5, 11
右心房 …………………………… 5, 11

か
カリウム値 …………………… 81, 86
カルシウム拮抗薬 ……………… 77
完全房室ブロック …………… 62, 80

き
期外収縮 ………………………… 26
偽性心室頻拍（pseude VT） … 51
救急カート ……………………… 65
胸骨圧迫 …………………… 52, 66
胸部誘導 ………………………… 23

く
駆出期 …………………… 14, 31, 59

け
頸動脈 …………………………… 65
血圧 ……………………………… 44
血管抵抗 ………………………… 44
血行動態 ……………… 37, 68, 83
血清カリウム値 ………………… 81

こ
恒久的ペースメーカー ………… 80
高度房室ブロック ……………… 61
抗不整脈薬 …………………… 37, 75
興奮 ……………………………… 3

さ
サイナスリズム ………………… 22
催不整脈作用 ………………… 37, 75
左脚 ………………………………… 8
左心室 …………………………… 5, 11
左心房 …………………………… 5, 11
三尖弁 …………………………… 11

し
ジギタリス製剤 ………………… 77
ジギタリス中毒 ………………… 92
刺激 ……………………………… 3
刺激伝導系 ………………… 2, 5, 39
ジゴキシン ……………………… 92

四肢誘導 ……………………………… 23
持続性心室頻拍（SVT）……………… 50
自動体外式除細動器（AED）………… 52
自動能 …………………………… 6, 38
収縮 ……………………………………… 3
充満期 …………………………… 16, 28, 49
上室性期外収縮（SVPC）…………… 26, 69
上大静脈 ……………………………… 11
除細動 ………………………………… 52, 84
除細動器 ……………………………… 52, 65
徐脈 …………………………………… 47, 57
徐脈頻脈症候群（BTS）……………… 57, 79
心筋細胞 ………………………………… 3
神経刺激 ……………………………… 72
心室 …………………………………… 10, 26
心室細動（VF）………………………… 52
心室性期外収縮（PVC）……………… 32, 70
心室中隔 ……………………………… 5, 30
心室頻拍（VT）………………………… 48
心周期（心臓周期）…………………… 10, 28
心臓の解剖 ……………………………… 5
心臓のポンプ機能 …………………… 10
心停止 ………………………………… 52
心房 …………………………………… 10, 26
心房細動（AF）………………………… 45, 76
心房収縮期 ……………… 12, 28, 31, 46, 59
心房性期外収縮（PAC）……………… 27, 69
心房中隔 ………………………………… 5

そ

僧帽弁 ………………………………… 11

促進性心室固有調律（AIVR）………… 50

た

大動脈 ………………………………… 11
大動脈弁 ……………………………… 11
多形性心室頻拍（TDP）……………… 51

ち

致死性不整脈 ………………………… 48, 64

て

デルタ波 ……………………………… 43, 74
電解質異常 …………………………… 86
電気生理学検査（EPS）……………… 38
伝導路 ………………………………… 41

と

洞結節（洞房結節）………………… 2, 6, 26
洞性徐脈 ……………………………… 54, 78
洞調律 ………………………………… 22
洞停止 ………………………………… 55, 78
洞不全症候群（SSS）………………… 54, 78
洞房ブロック ………………………… 55, 78
動脈弁 ………………………………… 11
等容拡張期 …………………………… 15, 31
等容収縮期 …………………………… 13, 60
ドクターコール ……………………… 81

は

肺静脈 ………………………………… 11
バイタルサイン ……………………… 65

肺動脈 ……………………… 11
肺動脈弁 ……………………… 11
拍出量 ……………………… 28
パルスオキシメーター ……………………… 65

ひ

非観血的血圧計 ……………………… 65
非持続性心室頻拍（NSVT） ……………………… 50
ヒス束 ……………………… 7, 30
頻拍 ……………………… 38
頻脈 ……………………… 44, 57

ふ

副伝導路 ……………………… 39, 43
プルキンエ線維 ……………………… 8
ブロック ……………………… 61

へ

ペースメーカー植込み術 ……………………… 61
ベラパミル塩酸塩 ……………………… 73

ほ

房室結節 ……………………… 7, 41, 58
房室接合部 ……………………… 26
房室接合部性期外収縮（PJC） ……………………… 29, 69
房室接合部性頻拍 ……………………… 40, 72
房室ブロック（AVB、A-V block） …… 58, 79
房室弁 ……………………… 11
補正QT時間（QTc） ……………………… 86
ポータブルモニター ……………………… 65
発作性上室性頻拍（PSVT） ……………………… 38, 71

発作性心房細動（PAF） ……………………… 76
発作性心房頻拍（PAT） ……………………… 40
ホルター心電図 ……………………… 70

み

脈拍 ……………………… 37, 47
脈拍測定 ……………………… 68

め

ペースメーカー ……………………… 77, 80

も

モービッツⅡ型 ……………………… 61, 80

り

リエントリー ……………………… 38, 72
レート ……………………… 77

わ

ワソラン® ……………………… 73

欧文

A

AED（自動体外式除細動器） ……………………… 52
AF（心房細動） ……………………… 45
AF tachycardia ……………………… 77
AIVR（促進性心室固有調律） ……………………… 50
AVB（房室ブロック） ……………………… 58

B

BTS（徐脈頻脈症候群） ……………………… 57

E

EPS（電気生理学検査） 38

K

Kent束 43, 74

N

NSVT（非持続性心室頻拍） 50

P

P波 20, 27
PAC（心房性期外収縮） 27
PAF（発作性心房細動） 76
PAT（発作性心房頻拍） 40
PJC（房室接合部性期外収縮） 29
PSVT（発作性上室性頻拍） 38
Pseude VT（偽性心室頻拍） 51
pulseless VT（無脈性心室頻拍） 49
PVC（心室性期外収縮） 32

Q

QRS波 20
QT時間 86
QTc 86

R

R on T 35, 70

S

S-A block 55
S.arrest 55
S.brady 54
SR（洞調律） 22
SSS（洞不全症候群） 54
SVPC（上室性期外収縮） 26
SVT（持続性心室頻拍） 50

T

T波 21
TDP（多形性心室頻拍） 51

V

VF（心室細動） 52, 64
VT（心室頻拍） 48, 64

W

WPW症候群 43, 74

数字

Ⅰ度房室ブロック 59, 79
Ⅱ度房室ブロック 60, 80
Ⅱ誘導 23
1回拍出量 28, 44
2段脈 36
3段脈 36
12誘導心電図 23

参考文献
1. 市田聡著, 心臓病看護教育研究会編：ハート先生の心電図教室 不整脈編 プロフェッショナル版. 医学同人社, 東京, 2008.
2. 稲田英一編：呼吸・循環イラストレイテッド 病態生理とアセスメント. 学研メディカル秀潤社, 東京, 2010.
3. 貴邑冨久子, 根来英雄：シンプル生理学 改訂第6版. 南江堂, 東京, 2008.

ナースが書いた
看護に活かせる心電図ノート

2015年11月4日　第1版第1刷発行	著　者　　鈴木　まどか
2025年3月10日　第1版第11刷発行	発行者　　鈴木　由佳子
	発行所　　株式会社 照林社

〒112-0002
東京都文京区小石川2丁目3-23
電話　03-3815-4921（編集）
　　　03-5689-7377（営業）
https://www.shorinsha.co.jp/
印刷所　共同印刷株式会社

- 本書に掲載された著作物（記事・写真・イラスト等）の翻訳・複写・転載・データベースへの取り込み、および送信に関する許諾権は、照林社が保有します。
- 本書の無断複写は、著作権法上での例外を除き禁じられています。本書を複写される場合は、事前に許諾を受けてください。また、本書をスキャンしてPDF化するなどの電子化は、私的使用に限り著作権法上認められていますが、代行業者等の第三者による電子データ化および書籍化は、いかなる場合も認められていません。
- 万一、落丁・乱丁などの不良品がございましたら、「制作部」あてにお送りください。送料小社負担にて良品とお取り替えいたします（制作部☎0120-87-1174）。

検印省略（定価はカバーに表示してあります）
ISBN978-4-7965-2364-6
©Madoka Suzuki/2015/Printed in Japan